clave

Julio Basulto Marset es dietista-nutricionista y trabaja como profesor asociado en el Grado de Nutrición humana y dietética de la Facultad de Ciencias de la Salud y el Bienestar de la Universidad de Vic. Colabora habitualmente en Radio Nacional de España y *El País*. Es miembro del grupo de Nutrición y Alimentación de la SEMFYC (Sociedad Española de Medicina de Familia y Comunitaria) y autor de los libros *Mamá come sano*, *Se me hace bola* y *Come mierda*, así como coautor de *No más dieta*; *Secretos de la gente sana*; *Comer y correr*; *Más vegetales, menos animales*; *Dieta y cáncer*; *Beber sin sed*, y *Alimentación vegetariana en la infancia*. Además, imparte cursos dirigidos a la población general y es autor o coautor de diversas publicaciones científicas. Es, también, un activo divulgador en su web/blog y en sus cuentas de redes sociales.

www.juliobasulto.com
@juliobasulto_dn
julio.basultomarset
juliobasulto_DN

M.ª José Mateo es licenciada en Periodismo por la Universidad Autónoma de Barcelona, y está especializada en la divulgación de temas de salud. Ha sido responsable del Departamento de Educación para el Paciente y el Consumidor de la agencia Saatchi & Saatchi Healthcare. En el ámbito de la salud emocional ha colaborado estrechamente con el Instituto Superior de Estudios Psicológicos (ISEP) para acercar a los ciudadanos estrategias terapéuticas que los ayuden a mejorar su bienestar y calidad de vida. Es coautora de los libros *Con la familia bien, gracias*, *Y a mí ¿quién me cuida?*, *No puedo con este niño*, *No son perfectas, son felices* y *No más dieta*, escrito en colaboración con Julio Basulto, todos ellos publicados por Debolsillo.

Para más información visite la página web:
www.mariajosemateo.com

JULIO BASULTO
y M.ª JOSÉ MATEO

No más dieta

DEBOLSILLO

Papel certificado por el Forest Stewardship Council®

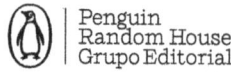

Cuarta edición: febrero de 2015
Séptima reimpresión: mayo de 2024

© 2010, Julio Basulto y María José Mateo
© 2010, 2021, Penguin Random House Grupo Editorial, S. A. U.
Travessera de Gràcia, 47-49. 08021 Barcelona
Diseño de la cubierta: Sophie Guët

Penguin Random House Grupo Editorial apoya la protección del *copyright*.
El *copyright* estimula la creatividad, defiende la diversidad en el ámbito de las ideas
y el conocimiento, promueve la libre expresión y favorece una cultura viva.
Gracias por comprar una edición autorizada de este libro y por respetar las leyes del *copyright*
al no reproducir, escanear ni distribuir ninguna parte de esta obra por ningún medio sin permiso.
Al hacerlo está respaldando a los autores y permitiendo que PRHGE continúe publicando libros
para todos los lectores. Diríjase a CEDRO (Centro Español de Derechos Reprográficos,
http://www.cedro.org) si necesita fotocopiar o escanear algún fragmento de esta obra.

Printed in Spain – Impreso en España

ISBN: 978-84-9908-274-5
Depósito legal: B-14.535-2020

Compuesto en Anglofort, S. A.

Impreso en QP Print

P 8 8 2 7 4 B

A Olga,
de Julio

A Olaia,
de María José

¡No temas preguntar, compañero!
¡No te dejes convencer!
¡Compruébalo tú mismo!
Lo que no sabes por ti,
no lo sabes.
Repasa la cuenta,
tú tienes que pagarla.
Apunta con tu dedo a cada cosa
y pregunta: «Y esto, ¿de qué?»

BERTOLT BRECHT,
Poemas y canciones

Índice

Prólogo 15
Presentación 17
Nota del autor 21

1. ¿Por qué *caemos* en las dietas fraudulentas? .. 23
   Rápido y sin esfuerzo 23
   Un poco de paciencia........................ 25
   Como peces rodeados de anzuelos 27
   Crea tu propio fraude 43
   Algo de esfuerzo, un mínimo de riesgo y mucho éxito 52

2. ¿Qué es y cómo identificar una dieta fraudulenta? 57
   Un tratamiento de salud tiene que sostenerse en evidencias científicas 57
   En salud no hay abracadabras 60
   Las nueve huellas del fraude 61
   Busca las instrucciones de tu compra 84
   Buenas vibraciones......................... 85

3. Dietas fraudulentas y razones para evitarlas. 89
   Dieta pobre en carbohidratos o rica en proteína 89
   Dietas de choque o progresivas a base de productos varios................................. 105

	Ayunos o semiayunos para desintoxicar o para perder peso	111
	Dietas de la sangre	115
	Dietas disociadas	119
	Dieta macrobiótica (el yin y el yan)	122
	Dietas tóxicas	124
	Dieta orgánica, ecológica, natural y «sana»	128
	Dieta anti-cándida	131
	La dieta del cajón derecho	133
	Otras dietas absurdas	133
	¡Pero a mí me funcionó!	134
4.	Métodos de los que debes desconfiar	137
	¿Homeopatía para perder peso?	137
	Alopatía	142
	«Salud» a base de hierbas o extractos de plantas (al «natural» o en cápsulas)	146
	¿Medicina ortomolecular?	164
5.	Ocho riesgos comunes a todas las dietas o métodos fraudulentos	173
	1. Que confíes tu salud a personas no cualificadas	174
	2. Que aprendas conceptos erróneos	175
	3. Que pierdas peso rápidamente	177
	4. Que evites o demores la búsqueda de un tratamiento indicado en tu caso	177
	5. Que pienses que si uno es bueno, diez será mejor	179
	6. Que desatiendas la importancia de una vida sana	179
	7. Que renuncies a otras cosas importantes	180
	8. Que malgastes tu tiempo y tu dinero	181
6.	No más dieta	183
	Limpiar la cocina antes de empezar a cocinar	183
	¿Nos vamos a morir igual?	185
	No será para tanto	187

    ¿Qué es la «díaita»? 190
    De la dieta a la «díaita» 191
    Escoge una vida sana 214
    Predica con el ejemplo 215

7. PASOS Y CONSEJOS PARA PERDER PESO 219
    Esquiva las minas anti-«díaita» 219
    ¡Hazme una dieta! 222
    Los nueve pasos de la pérdida de peso 223
    Nueve consejos finales 238
    Peso, salud y belleza 245

8. ENIGMAS DIETÉTICOS 247
    Quien pica entre horas ¿acaba ganando peso? 247
    Las bebidas refrescantes «sin azúcar» ¿sirven para
        controlar el peso corporal? 248
    La leche entera ¿contiene más nutrientes
        que la desnatada? 249
    Tomar calcio ¿protege nuestros huesos de
        las fracturas? 250
    Los lácteos ¿producen mucosidades? 251
    El uso de un suplemento vitamínico-mineral
        ¿está justificado en atletas? 251
    Los atletas ¿tienen que tomar más proteína? 252
    Consumir pescado ¿reduce el riesgo de padecer
        enfermedades cardiovasculares? 253
    Los frutos secos tienen muchas calorías, ¿hay que
        vigilar su consumo en caso de obesidad? 254
    ¿La fruta tiene azúcares simples, que favorecen el
        exceso de peso? 254
    Los congelados ¿pierden nutrientes? 255
    Las mujeres que dan el pecho ¿tienen que beber
        más agua? 256
    La miel ¿es maravillosa? 256
    Fibra dietética ¿en forma de suplemento? 257

¿Alimentos «especiales» para personas
  con diabetes? 258
El vegetarianismo ¿es compatible con la salud? 259
La soja ¿es mala para los niños?................. 260
Ante la diarrea infantil, ¿es útil una dieta
  «astringente»?........................... 261
Ayunar ¿aumenta la longevidad?................. 262

Epílogo 265
Anexo 269
Agradecimientos............................... 291
Bibliografía 293

Prólogo

Cuando recibí la petición de Julio Basulto de escribir este prólogo no dudé en aceptar su invitación, a la vez que me invadía una gran expectación por devorar las páginas de esta magnífica obra de divulgación científica.

Lo primero que me llamó poderosamente la atención fue el título elegido *No más dieta*, hecho que no hizo más que confirmar mis sospechas: por fin un libro sobre nutrición basada en la evidencia científica, un libro escrito con rigor científico que va a desmantelar todos los intereses económicos creados entorno al negocio de las dietas.

No más dieta es una gran obra de divulgación científica que ve la luz después de muchos años de comprobar cómo salen al mercado numerosos libros sobre nutrición y dietética aburridos que, además de no haber contribuido a la ciencia, han promovido la deformación de profesionales de la salud en cuestiones de nutrición y la mala educación alimentaria de la población.

A lo largo de las páginas de este libro, su autor ofrece toda la información necesaria para protegerse de los fraudes o engaños dietéticos y de los mitos alimentarios que circulan hasta en los lugares más insospechados de nuestra sociedad, como en centros de salud y hospitalarios de la red sanitaria pública y asistencial.

No más dieta somete a intervención quirúrgica todas las dietas famosas con las que se promete vivir más años, gozar de buena salud y sobre todo perder peso. Además, no sólo satisfecho con enseñar a identificar rápidamente las dietas milagro y a prevenir los peligros que entrañan para la salud, Julio Basulto es capaz de desenmascarar, desde una base científica, todos los métodos para perder peso y sistemas de adelgazamiento, así como de analizar en profundidad los beneficios y los riesgos que comporta la toma de productos alimenticios y de fármacos dirigidos al control del peso corporal.

Pero quizá lo realmente sorprendente de esta publicación es la descripción de las claves de una alimentación saludable a partir de la evidencia científica, y el redescubrimiento de un método revolucionario que ya utilizaban los griegos y los romanos, la *díaita*, con el rigor y la seriedad que caracterizan a este dietista-nutricionista.

Seguramente, muchos lectores encontrarán en esta publicación todo lo necesario para conocer las claves de la auténtica y verdadera nutrición humana y dietética, de la que poco se quiere contar y de la que nadie desea hablar.

Tengo la certeza, asimismo, de que si algún lector desea perder peso y pone en práctica los nueve pasos que el Julio Basulto propone para llevar a cabo esta tarea, lo hará salvaguardando su salud y sobre todo su bolsillo.

Este gran trabajo ha sido realizado en colaboración con María José Mateo, quien ha pulido magníficamente esta obra, enmarcando toda la información en un contexto periodístico de fácil lectura y presentándola de forma comprensible.

Deseo finalizar este prólogo dando mi enhorabuena a los autores por el esmero, la dedicación y el rigor que caracterizan todos los contenidos de *No más dieta*, haciendo de esta publicación una lectura obligada para dietistas-nutricionistas, médicos y otros profesionales de la salud, para profesionales de los medios de comunicación y de la gestión política social y sanitaria, así como para cualquier persona interesada en el tema.

GIUSEPPE RUSSOLILLO FEMENÍAS,
presidente de la
Asociación Española de Dietistas-Nutricionistas
y director de la Conferencia Internacional
de Asociaciones de Dietética

Presentación

Si tienes este libro en tus manos es muy probable que hayas probado, por lo menos una vez, una dieta *mágica* o algo similar. La Consejería de Sanidad y Servicios Sociales de la Comunidad de Madrid encuestó en 1999 a 250 mujeres elegidas aleatoriamente. El 33 % reconoció estar realizando algún tipo de dieta, pero sólo el 19 % había acudido en algún momento a un profesional sanitario.

Probablemente, la dieta *mágica* que hayas seguido no sólo no te habrá funcionado como prometía, sino que te habrá dejado un poso de mentiras (conceptos erróneos) sobre tu alimentación, mezcladas con ciertas verdades.

¿Cuáles son las mentiras y cuáles las verdades? Seguramente no lo tienes del todo claro, pero si crees que sí, te propongo que intentes responder a las siguientes diez preguntas.

Creencia o afirmación	Verdadera	Falsa	No estoy seguro/a
1. Quien pica entre horas acaba ganando peso.			
2. La leche entera tiene más nutrientes que la desnatada.			
3. El uso de un suplemento vitamínico mineral está justificado en atletas.			
4. Consumir pescado reduce el riesgo de padecer enfermedades cardiovasculares.			

Creencia o afirmación	Verdadera	Falsa	No estoy seguro/a
5. Los frutos secos tienen muchas calorías y hay que vigilar su consumo en caso de obesidad.			
6. La fruta tiene azúcares simples, que favorecen el exceso de peso.			
7. Los congelados pierden nutrientes.			
8. Ser vegetariano es sinónimo de gozar de buena salud.			
9. Las mujeres que dan muy a menudo el pecho a sus bebés tienen que beber más.			
10. Tomar calcio protege nuestros huesos de las fracturas.			

¿Te gustaría saber qué respuestas son correctas? Pues ninguna de ellas puede responderse con un simple «sí» o «no», de modo que deberías haber marcado la casilla «no estoy seguro/a» en las diez. Encontrarás las respuestas en el Capítulo 8 («Enigmas dietéticos»).

Te he propuesto este pequeño cuestionario para que te des cuenta de que la mayoría de nosotros creemos saber más de alimentación de lo que realmente sabemos. Mantenemos cientos de creencias erróneas, porque alguien nos las dijo o porque las leímos en algún sitio.

Mi idea en este libro es, en primer lugar, intentar desarmar las nociones equivocadas que se alojan en tu mente, para luego, y partiendo de cero, explicarte en qué consiste una dieta sana. Se trata de actuar como cuando un virus infecta tu ordenador y te daña los programas: primero pasas el antivirus, y luego reinstalas los programas.

¿Sabías que cuantos más experimentos dietéticos hagas, más vulnerable serás a seguir probándolos? Suena parecido a los efectos de la drogadicción, lo sé, pero lo cierto es que funciona aproximadamente de la misma manera, aunque no con la misma severidad, por suerte.

Si por ejemplo ya has probado cinco métodos distintos para «sanar tu vida» o para perder peso, tendrás más posibilidades de caer en la tentación de probar la nueva «dieta de moda».

Además, cuantas más dietas *raras* haces, mayor es tu predisposición a seguir creyendo en ese tipo de dietas, y menor credibilidad que te merece la ciencia médica tradicional. Es como si el virus informático no sólo tuviera la capacidad de abrir la barrera de seguridad de tu ordenador para hacerlo cada vez más vulnerable, sino que además, a mayor número de virus, mayor inefectividad de los antivirus.

Debemos «deshabituarnos» cuanto antes de las dietas mágicas o de las propuestas dietéticas sin fundamento. Y para ello es obligado saber reconocerlas, diferenciarlas de una propuesta saludable, juzgar su efectividad y valorar sus riesgos.

De este trabajo crítico extraeremos cuatro «verdades» relativas a los sistemas o métodos fraudulentos en alimentación:

- Que se les ve venir a un kilómetro.
- Que no se parecen en nada a una propuesta saludable.
- Que no funcionan, sobre todo a medio y largo plazo.
- Y que son arriesgadas para la salud.

Una vez hayamos desarmado los conceptos erróneos y tengamos la mente limpia de mentiras y medias verdades, aprenderemos que alimentarnos bien es fundamental para nuestra salud, pero que no podemos separar la «alimentación saludable» de un «estilo de vida saludable».

El libro incluye un capítulo que describe estrategias destinadas a controlar el peso corporal mediante una serie de pautas tomadas de los más recientes consensos de expertos y líderes en nutrición humana y dietética.

Para finalizar, quiero compartir contigo esta rima que nos regaló la poetisa Gloria Fuertes: «El mejor alimento es que siempre estés contento».

Nota del autor

Las opiniones expuestas en este libro son responsabilidad exclusiva de Julio Basulto y no reflejan necesariamente las de las asociaciones o sociedades científicas a las que pertenece.

1
¿Por qué *caemos* en las dietas fraudulentas?

> Algunas personas nunca aprenden nada, porque todo lo comprenden demasiado pronto.
>
> ALEXANDER POPE

> La ignorancia afirma o niega rotundamente; la ciencia duda.
>
> VOLTAIRE

RÁPIDO Y SIN ESFUERZO

Cuando Ana, la mediana de mis hijas, tenía unos cuatro años, quiso aprender a montar en bicicleta sin la ayuda de esas dos ruedecillas laterales que les ponemos los adultos para evitar pasarnos la vida en el hospital. Yo contesté a su petición con un sonoro «¡Muy bien!», y fui al balcón a buscar la bicicleta, orgulloso de mi hija como cualquier padre que se precie. Hasta aquí todo *sobre ruedas*. Sin embargo, antes de salir de casa, Ana puso una condición que no me esperaba: «Tienes que prometerme que aprenderé rápido y que no me caeré».

¿Qué tiene que ver esta anécdota con este libro?, ¿qué tiene en común con nuestra actitud hacia las dietas fraudulentas? Mucho: Ana, como la inmensa mayoría de los niños, quería aprender rápidamente, pero sin esfuerzo y sin correr riesgo alguno. Y los adultos, reconozcámoslo, nos comportamos igual. Y si se trata de nuestra alimentación (rutinaria, despreocupada y cómoda), todavía más.

Dos encuestas realizadas recientemente por la Comisión Europea a miles de europeos revelan que queremos obtener salud mediante nuestra alimentación, pero que no nos alimentamos saludablemente por *falta de tiempo*, por incomodidad o por la poca y confusa información que tenemos acerca de la dieta saludable.

En realidad, la información sobre la dieta saludable facilitada por los estamentos científicos es bastante sólida y homogénea, pero al ciudadano no le llega esta información (o le llega distorsionada). Nos impregnamos constantemente de anuncios de dietas o de métodos fraudulentos, supuestamente eficaces y supuestamente cómodos. ¿Cómo? A través de la prensa, radio, internet o televisión, o incluso de algunos sectores de la industria alimentaria (aunque no todos, afortunadamente). Ellos son como telas de araña, y nosotros las cándidas mariposillas.

De modo que somos presa fácil de *dietas* que nos proponen éxito rápido y con el mínimo esfuerzo. Son las llamadas «dietas fraudulentas». Pero el éxito no es tal, o es efímero. Y el esfuerzo es tiempo perdido, porque nos *des-educan*. Y eso sin contar con la inversión de dinero que suelen suponer.

Te propongo que imagines que alguien te ofrece aprender a conducir un coche en sólo una semana mediante un cursillo en el que el único vehículo del que dispondrás será un patinete. La verdad es que aprenderás mucho más rápido que en una autoescuela, requerirá poquísimo esfuerzo por tu parte, y sabrás desplazarte en un vehículo distinto a tus pies. Pero a pesar de estas ventajas, habrás malgastado un tiempo y un dinero maravillosos, y seguirás sin saber conducir un coche. Es más, si algún día llegaras a conducirlo, serías un peligro público. Saber conducir bien un coche, a diferencia de montar en patinete, resulta más seguro, más rápido y muchísimo más cómodo. Así es, aproximadamente (con sus similitudes y diferencias), el retrato de la dieta saludable frente a la dieta fraudulenta. Nos apuntamos a la dieta de moda, a la dieta para lucir cuerpo en verano, y si los resultados son rápidos, casi mágicos y con poco esfuerzo por nuestra parte, mejor. Pero me pregunto: ¿Te apuntarías a una autoescuela como la que he descrito? Probablemente no. Entonces tampoco deberías fiarte de falsas promesas como las que analizaremos en profundidad en este libro.

Una dieta fraudulenta sólo es eficaz (si lo es) a corto plazo. El objetivo es perder peso, pero gran parte de lo que se pierde no es grasa, sino agua o músculo (dos elementos vitales). Con el agravante de que el peso se recupera a corto-medio plazo y toma una trayectoria ascendente difícil (aunque no imposible) de revertir. Además, a diferencia de lo que sucede en el ejemplo del patinete, suele suponer un riesgo para la salud. Por el contrario, una dieta saludable contribuye notablemente a prevenir la gran mayoría de las enfermedades crónicas que padecemos, o que padecen los adultos que nos rodean. Es decir, es uno de los grandes pilares de nuestra salud. Por lo tanto, vale la pena apuntarse a una *autoescuela de verdad* y no picar en los muchísimos *anzuelos* que nos tienden a diario cientos de *pescadores* sin conocimientos y sin escrúpulos. Así que ésta es la idea de este libro: darte la mano y acompañarte en tu particular trayecto hacia una manera de alimentarte que te guste y que te aporte salud no sólo a corto plazo, sino para toda la vida.

DIETA FRAUDULENTA	DIETA SALUDABLE
• A veces es eficaz, aunque sólo a corto plazo. • El peso se recupera a medio plazo, tomando una trayectoria ascendente difícil de revertir. • Suele poner en peligro la salud.	• Eficaz a medio y, sobre todo, largo plazo. • Contribuye a prevenir la mayoría de las enfermedades crónicas. • Es uno de los pilares de la salud.

Un poco de paciencia

¿Cómo acabó la *negociación* con mi hija Ana? Pues me costó convencerla, la verdad. La insistencia de los niños de esa edad es algo realmente admirable y digna de ser plagiada por muchos de nosotros. Como dice mi amigo el pediatra Carlos González en su fantástico libro *Bésame mucho*, si entra un atracador armado en un banco, todos obedecemos sin rechistar, menos los niños pequeños:

> Ninguna fuerza, ninguna amenaza, ni siquiera una pistola apuntándole puede hacer que un niño de dos años se esté quieto media hora, deje de pedir pipí o deje de llorar en plena rabieta. Admire su valor, en vez de quejarse de su obstinación.

Así que le dije a mi valerosa Ana que intentaría por todos los medios que aprendiese lo más rápido posible y que me esforzaría en conseguir que no se cayera de la bicicleta, pero que no se lo podía prometer. Le aseguré que permanecería todo el tiempo a su lado, que le pondría un casco y unas rodilleras y que, si se caía, le pondría una tirita de Hello Kitty. Pero nada servía; ella erre que erre con que tenía que prometerle que aprendería ese mismo día y que no se caería. Me habría encantado complacerla, pero no podía prometerle un imposible. Y de ahí surgió la idea de este libro. Queremos perder peso, lucir una piel radiante, disminuir nuestra tensión arterial, controlar la diabetes. Queremos disfrutar de los beneficios de una dieta saludable. Queremos lo posible y lo imposible. Queremos conducir nuestra flamante *bicicleta* en un plazo brevísimo. Pero, eso sí, con el mínimo esfuerzo y cambiando mínimamente nuestros hábitos anteriores, algo que no se puede (o no se debería) prometer.

Los niños no vienen con un pan bajo el brazo, sino con dos palabras escritas en la frente: «paciencia conmigo». Con paciencia paterna y materna, Ana aprendió a montar en bicicleta. Y se cayó sólo una vez. Lió una de aquí te espero al caerse, pero su miedo a la caída disminuyó notablemente, y la siguiente vez se enfrentó con mayor decisión al reto vertiginoso de circular sólo con dos ruedas.

Y aquí estoy, con la misma actitud que tuve con Ana, dispuesto a enfrentarme a todas tus reticencias, evasivas y miedos, para acompañarte en tu camino hacia una manera de alimentarte adaptada a tus gustos y preferencias, pero alejada de falsos mitos o fraudes dietéticos. Y sólo te pido algo que no se puede pedir a un niño de cuatro años: paciencia.

> Para obtener los beneficios de una dieta saludable debemos revisar nuestros hábitos alimentarios y de estilo de vida, y cambiarlos si no son los adecuados.

COMO PECES RODEADOS DE ANZUELOS

Más adelante retomaré la metáfora de la bicicleta, porque tiene más jugo del que parece, pero antes déjame que intente explicarte por qué caemos con tanta facilidad en las garras de dietas o de métodos engañosos.

Si alguna vez has ido a pescar, o has observado a un pescador, sabrás que no pone cualquier cebo en el anzuelo. El cebo está adaptado al pez que el pescador pretende capturar. Pese a que la pesca no es en absoluto mi fuerte, parece ser que un cebo para pescar en el mar puede no ser efectivo para pescar en el río, o que hay que usar cebos distintos si se pretende pescar carpas, doradas o truchas. Digo esto porque los muchísimos métodos engañosos que tenemos a nuestro alcance para seguir una dieta supuestamente sana, perder peso o bajar nuestro colesterol tienen en común que se dirigen justo a donde más falta nos hace. Es decir, los *pescadores* (los responsables de las dietas fraudulentas) no ponen cualquier carnaza en el anzuelo, sino que primero investigan cuáles son nuestros puntos débiles, les dan forma de cebo apetitoso, y lanzan sus cañas de pescar con total garantía de éxito. Eso nos convierte en inocentes pescaditos hambrientos, rodeados de cebos deliciosos, preparados expresamente para tentar nuestros puntos débiles. Si no somos constantes, conscientes y fuertes, acabaremos mordiendo el anzuelo.

¿Y cuáles son nuestros puntos débiles?

SEIS PUNTOS DÉBILES QUE NOS HACEN VULNERABLES FRENTE A LAS DIETAS FRAUDULENTAS
1. Carecemos de conocimientos sólidos acerca de la alimentación.
2. Tenemos sobrepeso, o nos lo hacen creer.
3. Tenemos mala salud, lo pensamos, o nos lo hacen creer.
4. Somos presa fácil de la publicidad.
5. No tenemos tiempo o fuerza de voluntad.
6. Queremos comer sano y sabroso.

Reconocer nuestros puntos débiles es un primer paso para evitar morder un anzuelo equivocado. Y digo equivocado, porque este mismo libro no es más que un anzuelo, como también lo es la página web de la European Food Safety Authority, EFSA (Autoridad Europea de Seguridad Alimentaria). La diferencia es que el objetivo de este libro, como el de la EFSA, es promover salud y aportar herramientas para saber autogestionarla.

Vamos, pues, a nuestros puntos débiles:

1. *Carecemos de conocimientos sólidos acerca de la alimentación*

A menudo me pregunto cómo puede ser que nos hagan aprender en la escuela cosas como la capital de Burkina Faso o la distancia entre la Tierra y el Sol, pero que nos quedemos mudos ante frases como «No bebas agua entre comidas, que me han dicho que es malo» o «Tómate el caldo, que es donde queda la sustancia». Un mayor conocimiento en el terreno de la alimentación nos sería sin duda de mucha utilidad.

En un memorable chiste de Glasbergen, humorista especializado en salud, un paciente confiesa a un profesional sanitario: «Intento comer sano: nunca pongo sal en los helados, sólo tomo pizza descafeinada y mis cervezas son 100 % libres de grasa».

Esta patente desorientación la aprovechan sin miramiento alguno cientos de timadores para presentarnos una oferta tentadora, pero nada acorde con los conocimientos actuales de la nutrición humana. ¿Quieres un ejemplo? Tendrás muchos más adelante, pero te avanzo uno:

> No comas fruta después de las comidas principales, porque produce malas digestiones y genera obesidad.

El caso es que no aparece alusión alguna a semejante teoría (muy extendida, por cierto) en los 500 libros de nutrición que soporta la estantería que hay frente a mi escritorio, o en los 18.000 archivos que esconde la carpeta «Nutrición» de mi ordenador. Lo peor del asunto es que muchos de los embaucadores que defienden esta teoría u otras similares no dudan en autoproclamarse *científicos*, *investigadores*, o incluso *profesores*, sin serlo. Acabo de hacer una búsqueda en la base de datos por excelencia en el mundo científico (Pubmed/Medline), y, como era de esperar, ningún estudio en humanos sostiene que comer fruta de postre sea indigesto o favorezca la obesidad.[1]

No tienes por qué dominar la dietética y nutrición, pero ¿a que no te fiarías de cualquiera para hacer tu declaración de la renta o para reparar tu Windows infectado por un troyano? Pues no dejes tu salud en manos de inexpertos, y confía sólo en fuentes fidedignas de información para cuidar tu alimentación.

Por cierto, en mis 38 años todavía no he usado ni una sola vez el dato «la Tierra está a 150 millones de kilómetros del Sol» o «la capital de Burkina Faso es Uagadugú». Y me ha costado sólo un minuto encontrar la respuesta en internet.

---

1. Estrategia de búsqueda: («fruit»[MeSH Terms] OR «fruit»[All Fields] OR «fruits»[All Fields]) AND after[All Fields] AND (meal[All Fields] OR meals[All Fields]) AND «humans»[MeSH Terms]

> **DEDICA ALGO DE TIEMPO A INFORMARTE SOBRE LA SALUD PARA QUE NO TE TOMEN EL PELO**
>
> El más reciente Estudio General de Medios otorga al diario deportivo *Marca* casi tres millones de lectores ¡cada día! Pero espera, que si a eso le sumamos las personas que consultan el diario a través de internet o a través de Radio Marca, la suma asciende a más de seis millones. Y eso sólo en una publicación, porque si añadimos los lectores de *As*, *Mundo Deportivo* o *Sport* la cifra es notablemente superior. Me dirás que son revistas que leen mayoritariamente los varones. Pues tienes razón. Pero hay otro tipo de noticias dirigidas mayoritariamente a mujeres: las del corazón, o de la prensa rosa (*Pronto*, *Hola* y similares). Tienen nada menos que 7,6 millones de seguidores, según el mismo estudio de EGM (sin contar internet, televisión o radio). Así, si hacemos números, vemos que casi la mitad de los españoles pasamos nuestras horas dándole vueltas al penalti que no marcó el futbolista de moda, o al resbalón que pegó en su boda el máximo representante de la alta sociedad.
>
> No digo yo que esté mal informarse sobre el deporte o el mundo del corazón, pero no nos vendría mal hacer más deporte y cuidar más nuestro corazón con hábitos saludables. Es decir, sugiero que dediquemos más tiempo a indagar sobre algo tan importante como nuestra salud. Pasar por un hospital suele ser una experiencia incómoda y lamentable.

2. *Tenemos sobrepeso, creemos tenerlo, o nos lo hacen creer*

Según muchas fuentes desinformadas, nuestro peso debería ser el que más se acerque al mal llamado «peso ideal». Otros van más allá y lo denominan «peso perfecto», y se quedan tan anchos. Acercarse a ese peso ideal vendría a ser algo así como subir un puesto en el escalafón de gracia espiritual. Pero peso ideal o peso perfecto son acepciones expatriadas por los expertos en el tema. ¿Por qué? Pues muy sencillo, porque no tiene ningún sentido, se mire como se mire, defender que el hecho de mantener el peso en un punto fijo, inmutable e inamovible, vaya a aportar alguna clase de beneficio a la salud. ¿Realmente crees que por alejarte 2 kilos de ese hipotético punto de idealidad, de excelencia o de perfección, te va a dar un infarto?, ¿o tendrás un cáncer?, ¿o diabetes? ¿Verdad que no? Y no sólo eso, sino que variaciones de hasta 5 kilos en nuestro peso son prácticamente imperceptibles.

Pero diré más: ¿Conoces algo que sea ideal? ¿Y perfecto? He estado pensando, y perfecto, lo que se dice perfecto, no conozco nada. Así que si nada es perfecto, el peso tampoco. Nadie en su sano juicio afirmaría que tiene y luce exactamente el peso ideal. Es más, si un sanitario te dijera hoy que gozas del peso perfecto empezarías desde ese mismo instante a ofuscarte en no variar ni un gramo tu peso para mantener ese estado de primor casi divino. Así que quítate de la cabeza cualquier propuesta que te prometa el virtuosismo y la ejemplaridad de tu peso y sigue leyendo.

Como el peso es uno de nuestros mayores puntos débiles, nos detendremos un momento para hacer un breve test sobre el tema. No te asustes, sólo es una pregunta sin mala idea. Intenta responder honestamente cuál de las siguientes opciones te parece la más acertada (sólo una es la correcta):

a) Tengo sobrepeso si peso 5 kilos más que cuando tenía 18 años.
b) Tengo sobrepeso si he engordado en el último año más de 2 kilos.
c) Tengo sobrepeso si no tengo el vientre plano.
d) Tengo sobrepeso si peso más de 60 kilos.
e) Todas las respuestas anteriores son correctas.
f) Todas las respuestas son incorrectas.

Seguro que acertaste: la respuesta correcta es la *f*. Ni pesar más de lo que pesabas a los 18 años, ni engordar 5 kilos en un año, ni pesar más de no-sé-cuántos kilos, ni tener un vientre que no sea plano, son definiciones de sobrepeso.

Para valorar el peso, los profesionales sanitarios utilizamos el Índice de Masa Corporal, conocido por sus siglas (IMC), que se expresa en kg/m^2 y que es válido tanto para hombres como para mujeres. Es el índice utilizado por la gran mayoría de estudios epidemiológicos y el recomendado por las sociedades médicas y organizaciones de salud internacionales para el uso clínico. Te explico todo esto porque es raro hallar datos relativos al IMC en libros de dietas fraudulentas. Como es frecuente encontrar este parámetro en inglés, lo escribo aquí por si acaso: *Body Mass Index* (o BMI). Pues bien, los adultos tenemos sobrepeso si nuestro IMC es igual o superior a 25 kg/m². Es importante tener en cuenta que este parámetro no es válido para menores de 18 años, para atletas de élite o para personas con una altura inferior a 1,47 metros o superior a 1,98 metros. Como seguro que estarás preguntándote cuál es tu IMC, este es el cálculo que tienes que hacer: debes dividir los kilos que pesas por tu altura, expresada en metros y elevada al cuadrado (es decir, multiplicada por sí misma).

$$\frac{\text{Los kilos que pesas}}{\text{Tu altura} \times \text{tu altura (en metros)}} = \text{IMC (kg/m}^2\text{)}$$

¿Un ejemplo? Joaquín es un paciente que acude a la consulta preocupado por su peso. La insobornable báscula del dietista-nutricionista dice que pesa 65 kilos, y el incorruptible tallímetro marca 1 metro y 70 centímetros. El cálculo a realizar es: 65 kg /(1,7 m × 1,7 m) = 22,5 kg /m². Su IMC es inferior a 25, así que no tiene sobrepeso. Y tan amigos.

No es un ejemplo cualquiera. Los que visitamos a pacientes a menudo sabemos que muchos de ellos creen que les sobra peso cuando no es así, así que el caso de Joaquín refleja bastante la realidad. La cuestión es que si cae en manos de un desaprensivo que quiere ganar dinero a su costa, este le indicará que se someta a un tratamiento largo, caro, estrafalario, ilógico e inútil para perder los kilos que no le sobran. Así pues, como decía, uno de nuestros puntos más débiles es el peso.

Pero sigamos con los cálculos del IMC, que todavía falta lo más interesante. Sabemos que el peso no puede ni debe ser ideal, ni perfecto ni *pluscuamperfecto*. Y sabemos que el sobrepeso se define cuando nuestro IMC es igual o mayor a 25 kg/m². Pero ¿qué ocurre cuando nuestro IMC es inferior a esta cifra? Entonces se entra en la categoría del llamado «normopeso» o peso normal. Y esa definición, la de normopeso, a diferencia de la de peso ideal o peso perfecto, sí que es agradable a ojos y oídos de las autoridades y especialistas en nutrición. Se tiene un peso normal si se posee un IMC inferior a 25 kg/m², y sobrepeso si se supera esta cifra. ¿Y lo interesante? Pues que el normopeso se sitúa en un amplio abanico que oscila entre 18,5 kg/m² y 24,9 kg/m².

¿Tienes a mano una calculadora? Seguro que tu móvil tiene una, así que te ruego que la enciendas y compruebes si me equivoco con los cálculos. Imaginémonos que Joaquín, el paciente ficticio que he propuesto hace un momento, tiene un IMC de 18,5 kg/m², es decir, está en el límite inferior de la definición de normopeso. ¿Cuál sería su peso con este IMC? Es un cálculo simple: 18,5 kg/m² × (1,7 m × 1,7 m). Pesaría 53,5 kg. ¿Y si su IMC fuera de 24,9 kg/m² (el límite superior de la definición de normopeso)? Pues veamos: 24,9 kg/m² × (1,7 m × 1,7 m)= 72 kg. Así, Joaquín puede pesar 53,5 kg y estar en normopeso, y puede pesar 72 kg y estar todavía en normopeso.

¡El normopeso de Joaquín puede variar nada menos que 18,5 kg!

¿Entiendes ahora por qué a los expertos se nos ponen los pelos de punta cuando oímos hablar de peso ideal o de peso perfecto?

Por eso, este apartado se llama «Tenemos sobrepeso, creemos tenerlo, o nos lo hacen creer». Si alguien te dice que no estás en tu supuesto peso ideal, pensarás erróneamente que te sobran unos kilitos, cuando muy probablemente no sea así. Te lo está *haciendo creer*: para venderte un anticelulítico que no te hace falta, para endosarte un quemagrasas igual de eficaz que el aire que respiras o para endilgarte un libro plagado de invenciones. Tengo delante una tabla de peso ideal. Según sus datos, yo debería pesar 2,5 kilos menos de lo que en realidad peso. Que nadie se preocupe por mí: mi peso es absolutamente normal.

¿Sabías que gran parte de las mujeres occidentales creen que les sobra peso cuando no es así? Ahí es donde entra el «Creemos tener sobrepeso». Es un complejo que da vida a un grandísimo negocio: el de la cosmética, el de los productos farmacéuticos o parafarmacéuticos, el de los institutos de belleza, el de la cirugía plástica, el de las terapias alternativas. Terapias que están, en gran medida, en manos de personas bien intencionadas, pero sin formación sanitaria. En resumen, el negocio del intrusismo que des-informa y des-educa.

SOBREPESO Y MUJER

Sylvia de Béjar comenta en su excelente libro *Tu sexo es tuyo* los resultados de un estudio llamado «Amor, sexo y dieta». En él se llevaba a cabo una encuesta a mujeres y a hombres sobre el patrón de belleza femenino:

> A los encuestados les enseñaron las fotografías de cuatro modelos de diferentes tipos para que eligieran el cuerpo ideal. La aplastante mayoría de las mujeres describió como perfecta a la más delgada. Sólo el 19 % de los hombres consideró que lo fuera. Ellos, en cambio, se decantaron mayoritariamente por una que el 85 % de las encuestadas describió como persona con sobrepeso o cierto sobrepeso.

No puedo dejar de escribir un comentario que aparecía en la encuesta:

> A los hombres nos sorprende el ideal femenino que se vende en las revistas de moda, porque lo que a nosotros nos gusta son las curvas y para eso es indispensable que haya carne. Nos gusta la suavidad, nos gusta abrazar un cuerpo de mujer.

En cualquier caso, tener sobrepeso (me refiero al sobrepeso de verdad) se traduce en un mayor riesgo de padecer varias enfermedades. Pero, sobre todo, supone un notable riesgo de padecer obesidad. La obesidad, definida como un IMC igual o superior a 30 kg/m^2, causa perjuicios claros en la salud y reduce la calidad y la esperanza de vida, así que no hay que tomársela a broma. Importante: muchos de los factores que contribuyen a la obesidad escapan del control de la persona que la padece. Por eso, entre otros motivos, la obesidad debería considerarse una enfermedad. Hacerlo disminuiría la discriminación que sufre a menudo la persona obesa.

El tratamiento de la obesidad, como el de cualquier otra enfermedad, debe estar en manos de expertos en el tema. ¿Dejarías que te operara de una apendicitis alguien que no fuese cirujano? La respuesta es, espero, negativa. Pues lo mismo sucede si tienes un exceso real de peso. Pese a ello, cuatro de cada cinco personas siguen dietas inapropiadas en vez de una alimentación sana, según señala el Colegio Oficial de Farmacéuticos de Madrid. Algo similiar opina la Asociación Española de Dietistas-Nutricionistas: según esta asociación, alrededor del 80 % de las personas obesas que quieren perder peso utiliza las dietas milagro o acude a profesionales sin formación específica en nutrición y dietética.

3. Tenemos mala salud, lo pensamos, o nos lo hacen creer

Winston Churchil decía que la salud es un estado transitorio entre dos épocas de enfermedad y que, además, no presagia nada bueno. Bromas aparte, deberíamos ser conscientes de que la enfermedad forma parte de nuestra vida, como la adolescencia o el envejecimiento. Y deberíamos afrontarla sin el pánico que provoca que actualmente las urgencias de los hospitales públicos se colapsen. Pánico, en su considerable mayoría, injustificado.

No está de más recordar que en los últimos decenios la mortalidad infantil y prematura ha disminuido radicalmente y que las enfermedades infecciosas están siendo relegadas. Todo ello se traduce en que nuestra esperanza de vida no cesa de aumentar. Fíjate en lo que dicen los datos sobre España desde 1900 hasta la actualidad:

Año	Esperanza de vida en España
1900	34,76 años
1940	50,10 años
1980	75,62 años
2007	80,20 años

Pese a que gran parte del aumento en nuestra esperanza de vida se debe a una caída espectacular de la mortalidad durante la etapa infantil, son cifras muy significativas. La mejora de la higiene, los progresos en medicina, el acceso a las redes de agua potable, el menor número de pacientes por médico y la vacunación de los niños contra las enfermedades mortales han hecho que vivamos más y mejor que nuestros bisabuelos.

Es decir, nuestra salud no es tan mala como creemos. Un estudio llevado a cabo por el Instituto Nacional de Estadística indica que 6 de cada 10 encuestados han tomado algún fármaco en las dos semanas anteriores a la encuesta, y 3 de cada 10 han consultado al médico. ¿Qué tiene todo esto que ver con la dieta? Pues bastante. Las encuestas de la Unión Europea corroboran que el objetivo que nos mueve a adoptar cambios dietéticos es, en primer lugar, obtener salud. En segundo lugar, perder peso, y en tercer lugar, recuperar la salud perdida (es decir, por problemas previos de salud).

Es verdad que conviene mejorar nuestra salud y es importante que seamos conscientes de ello. No obstante, si bien en algunos casos es imprescindible alertar a la población, en otros la alerta es excesiva. Un ejemplo sería la osteoporosis. La cantidad de información acerca de esta enfermedad que reciben las mujeres cuando se acercan a la menopausia es impresionante. Uno tiene la sensación de que se trata de una gravísima dolencia sobre la que hay que alertar obligatoriamente. Pues bien, la osteoporosis posmenopáusica (que así se llama) es un estado «desproporcionadamente sobrevalorado» según señalaron en 2002 miembros del grupo de trabajo de atención a la mujer de la Sociedad

Española de Medicina de Familia y Comunitaria. Lo primero que nos viene a la cabeza cuando escuchamos «osteoporosis» es la palabra «calcio», por lo que quienes comercializan con suplementos de calcio o con alimentos ricos en calcio aprovechan esta situación, lógicamente, para promocionar con garantía de éxito sus productos en su público diana: las mujeres que se acercan o que están en la menopausia. No está de más decir que la relación calcio/prevención de la fractura ósea no está actualmente nada clara. Los análisis serios sobre el tema aportan más dudas que respuestas. Encontramos un ejemplo en un documento de consenso de 2006 de la Sociedad Española de Reumatología: «El calcio, tomado de manera aislada, no ha demostrado efecto significativo sobre la incidencia de fracturas en mujeres con osteoporosis posmenopáusica».

CÓMO PUEDEN HACERTE CREER QUE ESTÁS ENFERMO

En una conocida cadena de productos dietéticos formulan al cliente una serie de cuestiones previas, para asesorarle sobre qué productos le convienen. Detallo algunas de dichas preguntas:

- ☐ ¿Se siente agotado, con ansiedad o nerviosismo?
- ☐ ¿Tiene episodios de irritabilidad, hiperemotividad o agresividad?
- ☐ ¿Tiene caries dental?
- ☐ ¿Tiene una deficiente recuperación después de un esfuerzo?
- ☐ ¿El último año ha sido un período difícil en el aspecto emocional o físico?
- ☐ ¿Tiene dolores de cabeza después de ingerir comidas abundantes o alcohol?
- ☐ ¿Se levanta cansado por las mañanas?
- ☐ ¿Lleva amalgamas dentales?
- ☐ ¿Tiene un modo de vida estresante?
- ☐ ¿Trabaja en una zona de ordenadores/móviles (contaminación electromagnética)?
- ☐ ¿Sigue algún tratamiento farmacológico regular?

¿No te parece que las cumples todas o casi todas? No te asustes, no estás enfermo. Más bien te lo están haciendo creer. ¿Para qué? Muy sencillo: en función de la o las respuestas que marques, te sugerirán que consumas productos que ellos, casualmente, venden: oligoelementos con ácidos grasos esenciales, vitaminas, minerales, aminoácidos, probióticos o antioxidantes. Ninguno de dichos productos produce mejoras en cualquiera de los síntomas descritos, por cierto.

Y para acabar, una cita de Joan-Ramon Laporte, catedrático de Farmacología de la Universitat Autònoma de Barcelona:

> En nuestra sociedad secularizada, en la que adoramos la salud total y el riesgo cero, poblada por los nuevos dioses laicos («Bruselas», «Agencia Europea del Medicamento», «Consejo Interterritorial de Salud»), ya no se atemoriza a la población con la amenaza del infierno, sino con amenazas para la salud.

4. *Somos presa fácil de la publicidad*

A muchos de nosotros nos encantan las promesas rápidas o incluso mágicas. Pero en cuanto a la salud, las cosas no funcionan así. ¿Acaso un brazo roto se cura en tres días? Pues la diabetes, la tensión arterial elevada o el colesterol por las nubes, que tardan años en instaurarse, no desaparecen en dos semanas. Y lo mismo ocurre con el sobrepeso o la obesidad. Si nos juran que en dos o tres semanas estaremos hechos unas sílfides, nos están tomando el pelo.

Pero el problema no reside en el fraude casi manifiesto y tan fácil de encontrar a nuestro alrededor, sino en lo bien camuflada que está la denominada pseudociencia. Un conocidísimo economista francés (no has leído mal, he dicho economista, porque ésta es su única titulación) que se está haciendo de oro mediante un método fraudulento y arriesgado para perder peso afirmó sin rubor delante de mí, en la sede de la Asociación de la Prensa de Madrid, que «numerosos estudios avalan mis teorías». Lo cual, evidentemente, no es cierto. Unas pocas palabras bien escritas por alguien elocuente y que sepa plagiar el estilo de los verdaderos investigadores bastan para dar forma a un texto de tal manera que confunda al más avezado de los lectores. Por ello, este libro incluye un capítulo dedicado a cómo reconocer una dieta fraudulenta.

Por último, una estrategia publicitaria que no tiene que ver con las promesas de inmediatez o con la retórica pseudocientífica es el uso de la imagen. Unos niños jugando al fútbol, la mar de energéticos, y consumiendo la bollería de moda, no tienen por qué traducirse en lo que los científicos llaman una asociación causa-efecto. Es decir, ¿corren esos niños gracias a (o a causa de) la bollería que empuñan cual espada de guerrero en plena batalla? ¿O es una asociación no causal, es decir, los elementos correr y bollería no tienen relación entre sí? Conoces la respuesta tan bien como yo: la asociación no es causal. Los niños correrían igual de bien (de hecho, mejor) sin algo repleto de grasa saturada en sus manos. No es cosa de broma: una investigación publicada en abril de 2008 por científicos del Center for Science in the Public Interest (Centro de Ciencia para el Interés Público) de Washington señala que 9 de cada 10 anuncios de alimentos emitidos el sábado por la mañana durante la programación infantil son de alimentos ricos en grasas, sodio o azúcares añadidos, o pobres en nutrientes.

No es de extrañar que la Academia Americana de Pediatría ponga el grito en el cielo. Según sus datos, los jóvenes americanos ven unos 40.000 anuncios al año, y eso sólo a través de la televisión, es decir, no cuentan internet, revistas, paneles en la calle o la radio. Dicha exposición contribuye notablemente a sus tasas de obesidad infantil, según esta asociación. ¿Y los españoles? Pues no tanto, pero casi. Según un estudio de la Organización de Consumidores y Usuarios, nuestros niños se tragan 100 anuncios al día, es decir, 36.500 al año. Y nada menos que el 48 % de dichos anuncios son de *alimentos*. Pongo *alimentos* en cursiva, porque, según la portavoz de la OCU, Ileana Izverniceanu:

> La mayoría de los productos que propone la publicidad emitida durante la programación infantil son ricos en grasa, azúcar o sal. La publicidad queda copada por el grupo de «los Cinco»: dulces, fast food, cereales azucarados, aperitivos salados y refrescos.

¿A alguien le asombra que España sea líder en obesidad infantil en Europa?

Una foto de una chica guapa y delgada en televisión o en la portada de una revista (mejor si sale, además, otra foto de la ¿misma? chica dos semanas antes, con diez kilos de más), o la imagen de un chico interesante y con unos abdominales de acero, bastan para llamar nuestra atención. Pero no debemos quedarnos con la errónea sensación de que dicho figurín responde a la dieta anunciada, porque no es así. Una canción de un grupo español de rock, cuyo álbum (*Salve*, 1984) vendió más de un millón de ejemplares, resume perfectamente este punto: «Que tenga buena cara es lo que importa. Anuncio con maciza, y asunto *terminao*».

No te quedes en la superficie. No basta con que tenga buena cara o con que salga una maciza en biquini luciendo curvas, o que los niños metan diez goles aferrados a una pasta dulce enriquecida en no-sé-qué nutriente, las afirmaciones que se promueven en cualquier dieta o método dietético no deben contradecir a colectivos sanitarios de reconocida reputación. Y, además, tienen que cuadrar con tu sentido común. Pero, sobre todo, deberían parecerse muchísimo a lo que la Organización Mundial de la Salud (OMS) o el Fondo Mundial para la Investigación del Cáncer denominan «plant-based-diet» (dieta basada en alimentos de origen vegetal —frutas, verduras, hortalizas, semillas, legumbres, frutos secos y cereales, preferiblemente integrales—). Así debería ser nuestra dieta.

PLANT-BASED-DIET: SENTIDO COMÚN CON BASE CIENTÍFICA
Según la OMS, la dieta debe estar basada en alimentos de origen vegetal: • Frutas. • Verduras. • Hortalizas. • Semillas. • Legumbres. • Frutos secos. • Cereales integrales (pan integral, arroz integral, pasta integral y otros cerales integrales).

5. *No tenemos tiempo o fuerza de voluntad*

Michael Ende, en su fabuloso libro *Momo*, describe magistralmente cómo las prisas y la tensión toman por asalto la ciudad, cómo nos volvemos esclavos del tiempo y cómo descuidamos lo verdaderamente importante. La excusa «falta de tiempo» que aducimos los europeos para no comer saludablemente es mucho más frecuente en las grandes ciudades que en las poblaciones de menor tamaño.

¿Sabías que 3 de cada 10 españoles comemos fuera de casa *a diario*, y que la cifra va en aumento? Pues bien, casi el 90 % de los menús del día que se ofrecen en los restaurantes no permiten seguir una dieta equilibrada, según un estudio realizado por la OCU en octubre de 2008. Seguramente somos conscientes de ello, pero, por una parte, no sabemos cómo revertir la situación debido a nuestra falta de conocimientos y, por la otra, priorizamos nuestro preciado tiempo, que parece escurrirse inexorablemente como la arena de la playa en nuestras manos, sobre la alimentación saludable.

Hay alguien que sabe mejor que nadie que nuestro tiempo es oro y que queremos comer sano: los responsables de la publicidad. Como es lógico, aprovechan dicha información para ponernos sobre el mantel un menú apetitoso e irrecusable. El primer ingrediente es el plato principal: «Mejora tu salud». El segundo ingrediente es una deliciosa salsa llamada «Sin esfuerzo».

6. *Queremos comer sano y sabroso*

Cuando piensas en comida ¿qué palabra te viene primero a la cabeza? Te propongo que puntúes del 1 al 10 las opciones del cuadro que te presentamos a continuación, tras retener en tu mente la palabra comida:

	1	2	3	4	5	6	7	8	9	10
Avaricia										
Calorías										
Culpabilidad										
Cultura nacional o local										
Dieta / Dieta equilibrada										
Enfermedades										
Gusto										
Hambre										
Necesidad										
Obesidad										
Placer										
Productos químicos										
Salud										
Sociabilidad										

Espero que no hayas puesto un 10 ni en avaricia ni en culpabilidad. Si es así, te aconsejo que te dejes asesorar por un psicólogo experto en trastornos del comportamiento alimentario. Encontrarás información al respecto en la página 287.

El 42 % de los europeos encuestados pensamos que los alimentos que comemos pueden alterar nuestra salud. Es decir, *queremos* comer sano. Sin embargo, cuando nos preguntan con qué ideas asociamos la comida, los tres primeros aspectos que marcamos son el gusto, el placer y el hambre. Solo el 19 % asociamos la comida a la salud; el 6 %, a las calorías; el 3 %, a la obesidad, y el 1 %, a la enfermedad.

Pese a ello, los principales cambios de los últimos años respecto a la alimentación coinciden con las recomendaciones de las sociedades científicas sobre nutrición o de los organismos sanitarios públicos: tomamos más frutas y vegetales, menos grasas, más agua, menos calorías, menos azúcar, menos sal, menos carne y menos alcohol. Esta tendencia demuestra que cada vez nos preocuparemos más por lo que comemos o no. ¿Podremos combinar nuestra ansia de saciar el gusto y el placer con nuestra ilusión de comer saludablemente sin caer en errores garrafales?

Del apartado anterior se puede extraer fácilmente una conclusión: es más que factible sacar al mercado una teoría dietética pseudocientífica cuya garantía de éxito sea bastante alta. Es decir: forrarse a costa del desorientado consumidor no es tan difícil como parece. De hecho, es muchísimo más fácil que titularse en una universidad de dietética y nutrición, leerse cientos de revistas científicas especializadas o hacer un máster o un doctorado sobre nutrición humana. Pero aún corriendo el riesgo de que algún desalmado pretenda sacar un nuevo método fraudulento al mercado basándose en este libro, es necesario que sepas qué características tienen los *cebos* que lanzan los embaucadores descritos anteriormente:

SEIS «CEBOS» PARA FORRARSE A COSTA DE CONSUMIDORES DESORIENTADOS
1. Afirmaciones pseudocientíficas difíciles de contrastar.
2. Asegurar que perderemos esos kilitos de más.
3. Prometer mejoras en la salud.
4. Una campaña de marketing impecable.
5. Prometer un éxito casi inmediato y sin esfuerzo.
6. Incluir recetas deliciosas y productos apetitosos.

1. *Afirmaciones pseudocientíficas difíciles de contrastar*

Voy a inventarme una:

> Consume tres veces al día un vaso de Cervibata. Sus antioxidantes polifenólicos naturales, de acuerdo con un estudio publicado en la revista paracientífica *Alternative and Contradictory Therapy*, actúan en humanos a nivel molecular, alterando el mensaje que emiten las células adiposas al centro de saciedad situado en el hipotálamo lateral.

Como nuestros conocimientos sobre el tema son mínimos, vagos y dispersos, somos prácticamente incapaces de recordar que una dieta saludable no debe basarse en hacer malabares con los alimentos. Ni tres, ni cinco, ni diez vasos de Cervibata al día (me he tomado la molestia de escribir un nombre que tenga cero resultados en Google, no vaya a ser que exista y alguien lo compre) aportarán más beneficio que una cómoda dieta saludable adaptada a nuestros gustos y preferencias. Mordemos el cebo, entre otros motivos, por la falta de conocimientos sobre una dieta saludable, y porque la cantidad de información contradictoria que recibimos a través de prensa, radio, televisión e internet es constante e interminable.

Casi el 70 % de la información nutricional que se encuentra en un libro de *dietas de adelgazamiento* considerado un *best seller* no está basada en estudios científicos. O dicho de otro modo, siete de cada diez afirmaciones son invenciones, producto de la fantasía del autor. O al menos eso concluyeron en 2006 ocho investigadores de diferentes centros de referencia, en un estudio que presentaron en un congreso de la Sociedad de Medicina Interna General de Estados Unidos. Pero, ojo, el peligro no está en el 70 % de invención, sino en el 30 % de verdad. Cuando leemos unas cuantas verdades sobre un tema que no dominamos, somos más vulnerables a tomar como ciertas el resto de las afirmaciones.

2. *Asegurar que perderemos esos kilitos de más*

No cabe duda de que el sobrepeso supone un riesgo para la salud. Pero el impacto de la publicidad basada en métodos fraudulentos para perder peso es absolutamente desmesurado.

He hecho una divertida búsqueda en Google. He buscado una serie de frases exactas a fin de comprobar en cuántas páginas aparecen: «kilos en un mes», «kilos en una semana», «kilos en dos semanas» y «kilos en tres semanas». No he puesto «perder» ni «adelgazar» ni «bajar», porque pueden usarse en otro contexto, lo cual no ocurre con «kilos en equis semanas», mucho más específico. Este es el resultado:

- «Kilos en un mes»: 730.000 resultados.
- «Kilos en una semana»: 471.000 resultados.
- «Kilos en dos semanas»: 114.000 resultados.
- «Kilos en tres semanas»: 40.400 resultados.

No es un método científico, lo sé, porque alguna de estas páginas no hablará de dietas, sino de alguien que enfermó y bajó de peso, o de promesas para ganar peso en el caso de culturistas, por ejemplo, pero aun así resulta significativo. En cualquier caso, seguro que no voy muy desencaminado si afirmo que aproximadamente un millón de páginas web acechan cual depredador para convencernos de que perdamos peso con su método mientras navegamos por internet.

Como mínimo, uno de cada cuatro españoles quiere perder peso. Eso afirman la Sociedad de Endocrinología y Nutrición y la Sociedad Española para el Estudio de la Obesidad, aunque hay cálculos que apuntan mucho más alto. Así, tenemos a millones de españoles predispuestos a recibir asesoramiento sobre el tema. Pero ¿quién les asesorará? Con suerte, acudirán a un médico. Otros, sin embargo, caerán en manos de un charlatán. Aunque cualquiera que haya cursado la carrera de medicina sabe que en la facultad no se imparten clases relacionadas con la terapia para perder de peso, por lo que habrá que confiar en las buenas prácticas del médico.

¿Y los profesionales sanitarios de referencia, los dietistas-nutricionistas? El título universitario oficial de Diplomado en Nutrición Humana y Dietética existe en España desde 1998. Miles de dietistas-nutricionistas han acabado su carrera en alguna de las 18 facultades en que, hasta la fecha, se imparten dichos estudios. Pues pese a ello, a fecha de hoy, los servicios de estos profesionales no están al alcance de la población en la sanidad pública. Aunque puede que en breve la situación cambie gracias a los esfuerzos de la Asociación Española de Dietistas-Nutricionistas. Encontrarás datos de dietistas-nutricionistas españoles en la página 269.

En Europa, el dietista-nutricionista es una figura ampliamente reconocida y dispone de una larga historia en el ejercicio de su profesión. En la mayor parte de los países miembros de la Comunidad Europea existe una corporación de derecho público que regula la actividad de los dietistas-nutricionistas, garantizando a la sociedad una atención sanitaria de calidad científica y asistencial. No es el caso de España. La mayoría de los dietistas-nutricionistas sólo son accesibles a través de la consulta particular, es decir, de pago. Sin embargo, los grupos sociales con menos ingresos son precisamente los más proclives a tener una mala alimentación, a fumar, a no realizar actividad física en su tiempo libre, a ser obesos o a padecer hipertensión. No es de extrañar, por lo tanto, que los expertos en salud pública consideren que las actividades preventivas a nivel poblacional no pueden ser responsabilidad de entidades privadas.

3. Prometer mejoras en la salud

Es cierto que morimos prematuramente de enfermedades cardiovasculares, de cáncer y de diabetes. Estas enfermedades causan dos de cada tres muertes en Occidente. Y no cabe duda de que es un objetivo prioritario de la salud pública hacer lo posible para tratarlas eficientemente. Y debería también ser prioritario prevenirlas mediante una concienciación generalizada acerca de la importancia del estilo de vida. No fumar, no beber alcohol en exceso, hacer ejercicio físico y seguir una dieta sana pueden prevenir del 70 al 90 % de dichas enfermedades, según expertos de la Universidad de Harvard.

En cualquier caso, si bien es cierto que una correcta alimentación nos hará estar más sanos, o que podría tratar o mejorar algunas dolencias crónicas, no es una varita mágica.

Pero la cuestión es que nuestra salud es deficiente y queremos mejorarla. Por si cabe alguna duda, voy a aportar un dato a lo dicho anteriormente. Casi un 70 % de los adultos tenemos el colesterol elevado. Además, la mayoría lo sabemos y queremos reducirlo, aunque no tenemos voluntad ni tiempo (ni, desgraciadamente, información veraz) para hacerlo. Digo esto porque la ecuación Población con mala salud y con ganas de mejorarla + Charlatán inteligente con ganas de forrarse sin esfuerzo ni contemplaciones da cuerpo a la imagen actual: millones de españoles se han sometido por lo menos una vez a una dieta milagro.

Acabo de hojear uno de los muchos *best sellers* en dietas fraudulentas que guardo como oro en paño en un rincón secreto de mi biblioteca. En la página 17 afirma que si sigues su método:

> Los indicadores sanguíneos se alterarán de manera significativa, lo que a largo plazo beneficiará a su sistema cardiovascular. Mejorarán algunos factores invisibles que sólo preocupan a los cardiólogos y a los pacientes cardíacos. Gracias a este último cambio, aumentará de forma sustancial la probabilidad de vivir más tiempo y mejor, lo que significa que conservará la salud y la vitalidad cuando envejezca.

Bonitas palabras escritas en un estilo de lo más florido. Si eres uno de los 10 millones de españoles que padece hipertensión, te sentirás como una mosca cerca de un panal de rica miel.

Ahí va otro texto, tomado de otro famoso libro de dietas milagrosas:

> Frank, un hombre de treinta y dos años, padecía ataques epilépticos. Después de adoptar un régimen con una buena combinación de alimentos, no volvió a sufrir de epilepsia.

Jordi González Menacho, un amigo que imparte clases de neurología en la Facultat de Medicina i Ciències de la Salut de la Universitat Rovira i Virgili, en Reus (Tarragona), se quedó literalmente sin aliento cuando le leí esa frase. La epilepsia es una enfermedad neurológica que conviene dejar en manos del experto de referencia: el neurólogo. Pretender que creamos que esta enfermedad se cura con no-sé-qué combinación de alimentos viene a ser como jurar que puedes ganar una maratón de rodillas y de espaldas.

4. *Una campaña de marketing impecable*

El tamaño de la carta publicitaria que recibimos en el buzón, el grosor del folleto que nos dan en mano por la calle, la textura del papel de un tríptico informativo, la calidad de la fotografía de la portada de un libro o el color de la página web con propaganda no son fruto de la casualidad. Mentes pensantes dedicadas al marketing se han estrujado el cerebro horas y horas antes de hacernos llegar una publicidad.

Hará unos dos años asistí a una larga reunión en la que expertos en publicidad me preguntaban sobre el colectivo de dietistas-nutricionistas españoles. Querían hacerles llegar una caja con publicidad. Pues bien, la reunión se convirtió en una especie de interrogatorio detectivesco: ¿hay más chicas o chicos?, ¿cuál es la media de edad?, ¿qué antigüedad tiene la profesión?, ¿cuáles son sus principales canales de información?, ¿saben inglés?, ¿tienen libros en sus estanterías?, ¿a qué clase de reuniones suelen asisitir?, ¿cómo visten sus líderes de opinión?, ¿son cuidadosos o despistados? Y así una inacabable retahíla de preguntas, la mayoría de las cuales no supe responder, claro. Y todo para escoger el envoltorio de una publicidad.

Pero tiene su lógica: está más que comprobado, por ejemplo, que utilizar diferentes tipos de color para una publicidad impacta de diferente manera en una persona u otra, así que es razonable dedicar tiempo al tema.

Asociamos la buena calidad de la publicidad con la buena calidad del producto, pero no siempre es así. Un ejemplo puede ser el llamado «Greenwash» o «Greenwashing». Es el término usado por algunas empresas para presentarse como respetuosas con el medioambiente. Implica el uso de argumentos ecológicos en campañas publicitarias o en el diseño de sus embalajes, pese a que algunas de las marcas que recurren a esta acción son altamente contaminantes.

5. *Prometer un éxito casi inmediato y sin esfuerzo*

En la búsqueda en Google de resultados que cumplieran lo de «kilos en un mes» o similares, además de mirar la cantidad de resultados obtenidos, he echado una ojeada rápida a los títulos de las páginas web, y mira qué palabras suelen utilizar como gancho:

- Garantizado.
- Fácil.
- Bien simple.
- Sin pasar hambre.
- Sin hacer deporte.
- Dieta sencilla y rápida.

En los libros que tengo en casa sobre dietas fraudulentas encontramos más ejemplos:

- Sin privarte de nada.
- Sin renunciar al placer de comer.
- Sin darte cuenta.
- Sin dietas ni ejercicios.
- Sin esfuerzo.
- Sin agobios.

Los argumentos de rigor científico o el aval de una sociedad sanitaria nos gustan, pero nos convencen mucho más las promesas de inmediatez y de comodidad. No debería ser así.

Un libro de dietas fraudulentas indica literalmente:

> Si sigues las instrucciones de este libro, todos estos beneficios [...] los verás hechos realidad al cabo de una o dos semanas.

Dicho libro ha vendido más de 5 millones de ejemplares en el mundo. Prefiero no desvelar su título, porque, si me permites imitar a Cervantes en *El Quijote*, se trata de un libro «de cuyo nombre no quiero acordarme». Sostengo la teoría de que los autores de estos métodos fraudulentos se frotan las manos cada vez que los mencionamos. Cuanto más les critica la ciencia, más aumenta su fama (y su cuenta corriente).

Otro libro, no menos famoso, afirma:

> Después de dos semanas, tendrá entre 3,5 y 6 kilos menos que hoy [...]. La americana cerrará sin abultarse.

6. *Incluir recetas deliciosas y productos apetitosos*

Queremos comer de manera saludable pero no deseamos renunciar al sabor. Algo absolutamente razonable. De hecho, es una de las claves del éxito de cualquier tratamiento dietético y es un argumento que conocen al dedillo los dietistas-nutricionistas. Pero dicho argumento en manos de aficionados con planteamientos paracientíficos o acientíficos (o incluso anticientíficos) es un arma peligrosa. Peligrosa porque el buen sabor de sus propuestas culinarias o de su producto milagro para adelgazar se convierte en una puerta de entrada a su método basado en la inventiva y en la ciencia infusa.

Así, es lógico que más de la mitad de las páginas de los libros de dietas milagrosas estén dedicadas a recetas... sabrosas y fáciles. Por cierto, resulta curioso que la mayoría de estas recetas no cumplan ni por asomo las afirmaciones del autor del libro. Es lógico, el autor redacta a su libre albedrío y luego pueden ocurrir dos cosas: que haga un corta y pega de recetas que encuentra por ahí, o que encargue a alguien que le elabore 150 páginas de recetas basándose en su método. Como el método no tiene ni pies ni cabeza, pues sale lo que sale.

CÓMO CREAR UN ARGUMENTO DE VENTA ATRACTIVO Y... FALSO

Si sumamos los seis puntos anteriores, podemos crear nuestro propio método dietético engañoso, con bastante garantía de éxito. Nos quedaría algo así:

> Le ofrecemos el nuevo método Dieta Seaydex, cuyo éxito en países como Estados Unidos o Reino Unido es abrumador. Gracias a los ingredientes exclusivos de nuestro producto estrella, las barritas naturales chocolateadas, se movilizan los adipocitos de la masa grasa visceral, intraabdominal y subcutánea. La combinación de los átomos ionizados de nuestras barritas, con una dieta planificada por nuestros investigadores según estudios realizados por la NASA en astronautas, se traduce en un aumento del catabolismo interno y en una mayor acción de la colecistoquinina en la porción ventromedial del hipotálamo, el órgano endocrino que regula el hambre y la saciedad (ARGUMENTOS PSEUDOCIENTÍFICOS).
>
> Millones de usuarios satisfechos confirman el éxito de Seaydex en la pérdida controlada del peso corporal sobrante. Cientos de personajes famosos, que certifican nuestro éxito, han bajado de peso con Seaydex (SE ASEGURA QUE PERDEREMOS ESOS KILITOS DE MÁS).
>
> Las pruebas clínicas llevadas a cabo por profesionales sanitarios de incuestionable reputación demuestran, además, que Seaydex produce numerosas mejorías en los marcadores del riesgo cardiovascular (hipertensión, colesterol elevado, etc.) y que disminuye el riesgo de sufrir diabetes y cáncer (SE PROMETE MEJORAR NUESTRA SALUD).
>
> Con sólo rellenar este breve cuestionario recibirá en su domicilio de forma absolutamente gratuita una báscula electrónica de regalo, e información personalizada que le será de utilidad tanto si decide probar Seaydex como si prefiere posponer la decisión para otra ocasión. En nuestra web (www.seaydex.com) encontrará información completa, detallada y actualizada sobre el movimiento Seaydex (CAMPAÑA DE MARKETING IMPECABLE).
>
> Recuerde que la falta de tiempo no es una limitación para tener éxito con Seaydex, ya que los estudios demuestran que en menos de 7 días empezará a apreciar cómo pierde peso y volumen, cómo su tensión arterial disminuye, cómo se disipa esa hinchazón tan molesta en sus piernas y cómo su concentración mental aumenta. Todo ello sin esforzarse y sin hacer ejercicio (PROMESAS DE INMEDIATEZ SIN ESFUERZO).
>
> Cuando pruebe nuestras irresistibles barritas cubiertas de chocolate o saboree nuestras placenteras propuestas dietéticas sabrá por qué Seaydex es el movimiento con más éxito entre los paladares más exigentes (RECETAS DELICIOSAS O PRODUCTOS APETITOSOS).

Algo de esfuerzo, un mínimo riesgo y mucho éxito

Algunas páginas atrás dije que seguiría con la metáfora de la bicicleta y aquí estoy de nuevo. ¿Qué hace falta para aprender a montar en bicicleta? Corrígeme si me equivoco, pero se me ocurren ocho puntos:

- *Aprender subiéndonos en una bicicleta y no en otro vehículo.* Lo primero y lo más lógico es saber que necesitamos tener una bicicleta, o que alguien nos la deje. ¿A que no conoces a nadie que haya aprendido a montar en bicicleta ensayando con un patinete con motor?
- *Tener la bicicleta a mano para practicar a menudo.* Si tenemos la bicicleta en casa, mejor, porque más posibilidades tendremos de practicar.
- *Que la bici no tenga defectos.* La bicicleta tiene que estar enterita. Es decir, los frenos no deben fallarle y las ruedas deben estar bien hinchadas.
- *Que sea de calidad.* Si la bicicleta es de buena calidad, pues mejor. Así seguro que tendrá una mayor estabilidad.
- *Que alguien que sepa montar nos asesore.* Normalmente nos viene bien que alguien nos eche una mano paciente en nuestros primeros pinitos. Así que necesitamos algo de asesoramiento.
- *Si nadie nos asesora, investigar.* ¿Y si nadie puede asesorarte? Pues tendrás que investigar por tu cuenta. A lo mejor hay expertos en conducir bicicletas que han dedicado al tema algún capítulo de libro o algún artículo monográfico publicado en internet.
- *Paciencia y, sobre todo, perseverancia.* Las dos palabras clave para aprender. Hay que ser conscientes de que es probable, y normal, que nos caigamos alguna vez, sobre todo al principio.
- *Prestar atención a gente que ya monta en bicicleta.* Por último, suele ser de gran ayuda un poco de refuerzo positivo: si

vemos que a nuestro alrededor la gente monta en bicicleta sin dificultad y está feliz y contenta, nos lanzaremos al trapo con más alegría. La presión grupal mueve ríos de tinta en psicología, y con razón.

Tal vez estás pensando: «Pero, oiga, que a mí eso no me importa. Ya sé montar en bici. Y aunque no supiera, jamás compraría este libro para aprender».

¡Ya voy, ya voy! ¿Lo ves como somos unos impacientes? En fin, lo que quiero transmitir es que para aprender algo hace falta que se cumplan una serie de condiciones. Para aprender a montar en bicicleta solemos cumplirlas todas, pero ¿hacemos lo mismo cuando se trata de nuestra alimentación? Si seguimos con la metáfora de la bicicleta e intentamos extrapolarla a una dieta saludable, deduciríamos que toda dieta (sea para adelgazar, para controlar la diabetes o para prevenir enfermedades) debería obedecer a las siguientes propuestas:

OCHO CONDICIONES PARA SEGUIR UNA DIETA SALUDABLE
1. «Súbete» a una dieta saludable.
2. Dedícale tiempo.
3. Escoge una dieta coherente.
4. Opta por una dieta de gama alta.
5. Déjate asesorar por expertos.
6. Infórmate en fuentes fidedignas.
7. Ten paciencia y perseverancia.
8. Observa a gente que se alimenta bien.

1. *«Súbete» a una dieta saludable*

Hemos de aprender a alimentarnos bien para toda la vida, siguiendo una dieta saludable, no una propuesta alternativa. Es decir, hemos de aprender a manejar una alimentación sana y con sentido común. No tiene lógica hacer dietas mágicas o monótonas, ayunos *terapéuticos* o combinaciones de alimentos, porque no sirven para educarnos en la alimentación saludable. Por eso y porque viene a ser como pretender aprender a montar en bicicleta subidos en un patinete.

2. *Dedícale tiempo*

Hemos de practicar a menudo. Cuanto más tiempo dediquemos a aprender, durante una temporada, más fácil nos resultará y más consolidados estarán los conocimientos. Lo mismo ocurre con la bicicleta: si lo intentas una vez, y tardas un año en volver a probarlo, cuando te subas de nuevo te sentirás como el primer día, es decir, desorientado.

3. *Escoge una dieta coherente*

La dieta no debe tener defectos. Tiene que cuadrar con tu sentido común. De igual manera que no conviene que las ruedas de una bicicleta estén deshinchadas, barbaridades como complementar la dieta con 2,5 litros de cerveza, con 8 cafés o con ayunos de 11 días sólo perjudicarán a tu salud.

4. *Opta por una dieta de* «gama alta»

Tiene que ser *de calidad*. Es decir, tiene que estar avalada no sólo por amplios estudios epidemiológicos en humanos, sino por organismos sanitarios de clara reputación. ¿Un ejemplo? La dieta mediterránea. El último estudio sobre el tema evaluó nada menos que a 1.574.299 individuos, y concluyó que dicha dieta disminuye claramente la mortalidad, así como la frecuencia de las enfermedades más comunes en Occidente. Las características esenciales de la dieta mediterránea tradicional son el consumo abundante de cereales y sus derivados (pasta, pan y arroz), legumbres, frutas, frutos secos, verduras y hortalizas, con menores cantidades de pescado, aves, huevos, lácteos y derivados, y aún menos porciones de carnes. ¿Verdad que prefieres subirte en una bicicleta profesional que en una de inferior categoría? Pues no te conformes con cualquier tipo de alimentación: escoge el que acreditan los expertos.

5. Déjate asesorar por expertos

El asesoramiento es necesario en la mayor parte de las ocasiones. Nuestra alimentación se aleja cada vez más, sea consciente o inconscientemente, de un patrón saludable. Con la bicicleta lo vemos bastante claro, porque la mayoría de nosotros hemos aprendido con el aliento y apoyo de nuestros padres. Cuando quien se dispone a aprender a montar en bici no sólo no tiene ni idea, sino que lleva consigo una lista de conceptos erróneos acerca de cómo manejar ese vehículo, dejarlo solo es un poco arriesgado. En la página 269 tienes información de dietistas-nutricionistas españoles ubicados cerca de donde vives.

6. Infórmate en fuentes fidedignas

¿Y si no encontramos a alguien que nos asesore? Pues deberemos investigar por nuestra cuenta. En cualquier caso, recuerda que la clave es que los textos vengan *con membrete*, es decir, firmados por verdaderos profesionales sanitarios. Y si puede ser, por organizaciones sanitarias de referencia como la Organización Mundial de la Salud.

7. Ten paciencia y perseverancia

Cambiar unos hábitos que tenemos establecidos desde hace años no es tarea fácil, así que te aconsejo que te resistas a las propuestas que te vendan facilidad, rapidez y comodidad. Los primeros días que dedicamos a aprender a montar en bici es probable que suframos alguna caída, ¿verdad? Pues lo mismo ocurre con nuestra alimentación. Para asentarla en nuestras costumbres y rutinas, lo habitual es que suframos algún traspié. Por lo tanto, paciencia. Pero también perseverancia. La constancia y la tenacidad son puntos clave para aprender a alimentarnos de manera adecuada.

8. *Observa a gente que se alimenta bien*

Es muy probable que conozcas a alguien que come la mar de sano. Pregúntale si le supone un esfuerzo. Seguro que no. Cuando integramos las rutinas en nuestra vida diaria, el esfuerzo desaparece. Es como aprender a pedalear nuestra bicicleta tanto en llano como en una subida o en una curva. Al principio cuesta un poco, pero al cabo de poco tiempo ni nos planteamos cómo pedaleamos. Sencillamente disfrutamos. Resulta fundamental, a la hora de motivarnos para seguir un tipo de alimentación, observar cómo una dieta puede ser, además de equilibrada, eficaz para controlar el peso, válida para prevenir el riesgo de enfermedad y, sobre todo, agradable de seguir.

Invierte en tu salud y escoge una manera de alimentarte que perdure toda tu vida, que mejore tu salud y que te satisfaga.

2

¿Qué es y cómo identificar una dieta fraudulenta?

> Los sabios son los que buscan la sabiduría; los necios creen haberla encontrado.
>
> Orson Welles

> Le gusta que se dirijan a él como «Profesor».
>
> (Referencia a un famoso naturista)

Un tratamiento de salud tiene que sostenerse en evidencias científicas

Manolito tose a media noche. Tras veinticinco minutos de tos ininterrumpida, tu pareja y tú decidís darle una cucharada de un jarabe maloliente que tu hermana daba a su hija mayor cuando era un bebé. El niño se traga el brebaje a regañadientes mientras lo acunas en tu regazo. Al cabo de un rato se le ha pasado el ataque de tos y por fin toda la familia podéis dormir. Final feliz. Conclusión lógica: el jarabe funciona.

A la noche siguiente, la tos vuelve a aparecer, pero no te queda jarabe, así que vuelves a acunarle tiernamente (y Manolito se libra de la infame cucharada). Al cabo de un rato, la tos desaparece misteriosamente. ¿Crees todavía que la desaparición de la tos del día anterior fue debida al medicamento?, ¿y si la tos desapareció porque incorporaste al niño?, ¿y si lo que pasaba era que tenía la garganta seca y, además del jarabe, le diste agua?, ¿y si lo normal es que la tos dure media hora y desaparezca tal y como ha venido? Ay, amigo y amiga, de dudas semejantes se forjaron mentes preclaras dedicadas en cuerpo y alma a la medicina.

Un tratamiento tiene que basarse en evidencias científicas y no tener efectos secundarios. En este caso, la llamada «evidencia científica» se basaría, sintetizando mucho, en tomar a unos cuantos niños con la misma clase de tos y dividirlos en dos grupos: a uno le damos el jarabe y vemos qué pasa, y al otro le damos agua con el mismo olor, sabor y textura que el jarabe (aunque sin el principio activo) y también vemos qué pasa. Si los síntomas mejoran con el medicamento pero no con el agua, esto significa que el jarabe funciona. Si por el contrario, los síntomas son similares en ambos grupos, entonces no habría diferencia entre tomar jarabe o agua, con la salvedad de que el primero puede tener efectos secundarios. Es importante tener esto en cuenta, porque la administración americana de referencia para el uso de medicamentos, la Food and Drug Administration (FDA), desaconseja el uso de los medicamentos para la tos en menores de seis años, a no ser que lo prescriba explícitamente el pediatra.

Según datos de Estados Unidos, unos 7.000 niños terminan cada año en urgencias por problemas relacionados con el mal uso de medicamentos para la tos.

Si te ha gustado el ejemplo del jarabe, a ver qué te parece esta variante: sustituye el medicamento por una cebolla cortada y déjala en la habitación de Manolito. Ah, muy importante: «Debes cortar la cebolla con un cuchillo bien afilado y humedecido para que la ruptura de células sea la menor posible» (¡Dios mío, lo que se puede llegar a leer!).

Pues eso, que una noche aromatizas la habitación de Manolito y resulta que se le va la tos, pero a la siguiente noche te olvidas del tubérculo o ya no te quedan cebollas en la despensa y ¡también desaparece! En ambas ocasiones, acunas e incorporas al niño en tu regazo, y le das agua a demanda. Conclusión: la teoría de la cebolla, muy extendida, no tiene base científica alguna.

Y ahora viene cuando me recuerdas que la cebolla no tiene efectos secundarios... aunque yo no estoy del todo de acuerdo, porque qué pasa si una persona confía en exceso en las propiedades *mágicas* de la cebolla y no lleva a su hijo, claramente enfermo, al médico. Miles de niños llegan al médico tarde (algunos demasiado tarde) por culpa de un exceso de confianza en métodos *naturales* como éste.

Seguimos con nuestro amigo Manolito, a ver si su vida nos da pistas para educarnos en el terreno de la dietética. Manolito se ha hecho mayor y presenta un ligero sobrepeso. Se acerca el día de su boda y quiere lucir un cuerpazo de anuncio. Casualmente, una amiga de su mujer le dice que, gracias a unas cápsulas que aumentan el *metabolismo basal*, ha perdido mucho peso. Sin entender del todo qué significa «aumentar el metabolismo basal», Manolito se toma las pastillas a diario durante una temporada con toda la fe del mundo. Manolito baja de peso y el día de su boda se siente orgulloso de su hazaña.

Lamentablemente, las pastillas no funcionan lo suficiente para que la bajada de peso se mantenga más allá de la luna de miel. No sólo eso, sino que al parecer las pastillas le han alterado, según su endocrino, algo de su glándula tiroides, y tiene que medicarse de por vida con hormonas tiroideas.

Pasa el tiempo y nuestro incorregible Manolito vuelve a la carga el día del bautizo de su primer hijo. No puede ser que no le quepa el traje de su boda. Pero esta vez no se la va a jugar con cápsulas, pastillas o similares. Su suegra, que está al caso de todo, le jura que ella perdió muchos kilos con la «sopa quemagrasa». Eso no puede ser malo, piensa él, sin caer en la cuenta de que su suegra tiene obesidad grado II y de que no sabe nada de dietética.

Durante nueve larguísimos días, Manolito se harta de sopa y, ¡oh, milagro!, pierde cinco kilos. Pero todavía le quedan quince días para el bautizo y ya empieza a estar cansado de tanta sopa. Cuando sólo faltan diez, su fuerza de voluntad flaquea o, mejor dicho, su metabolismo le da una patada en el hipotálamo para que vuelva a comer como Dios manda, y Manolito retoma sus hábitos dietéticos anteriores. Lo *raro* es que aunque come lo mismo que antes del *tratamiento*, empieza a ganar peso tan rápido que el día del bautizo pesa dos kilos más de los que pesaba antes de «ensoparse». ¿Y sabes lo peor de todo? Que todos podemos ser Manolito.

En salud no hay abracadabras

A ti no tiene por qué funcionarte la misma dieta que le fue de maravillas al taxista que te trajo el día anterior a casa. Y no lo digo en broma: una investigación reveló que el 92 % de los encuestados está dispuesto a copiar el método para perder peso que le ha funcionado a alguien de su entorno. Tampoco creas que te va a funcionar por el simple hecho de que la dieta venga avalada por etiquetas como: *natural, higiénica, tradición oriental, holística*, etcétera. Confiar en métodos fraudulentos, ya sean misteriosas pastillas o estrategias rocambolescas como la «sopa quemagrasa», supone un riesgo para tu salud.

Desgraciadamente, hay tantas personas que en algún momento de su vida han confiado en una dieta *milagrosa* que los dietistas-nutricionistas debemos preguntarlo antes de iniciar el tratamiento. Lo hacemos porque el éxito dependerá en gran medida de qué tipo de dieta *milagrosa* haya hecho el paciente, de cuántas dietas haya llevado a cabo hasta ese momento y del tiempo que ha durado cada una de ellas.

EXTRACTO DE UN FRAGMENTO DE UN CUESTIONARIO PREVIO A UNA INTERVENCIÓN DIETÉTICA PROFESIONAL

¿Ha hecho tratamientos previamente para disminuir de peso?   No ☐   Sí ☐
Si es así, responda a estas breves cuestiones:
- ¿En qué consistía el tratamiento dietético?
- ¿Tuvo que tomar preparados (pastillas, píldoras, suplementos o similares)?
- ¿Cuánto tiempo duró dicho tratamiento?
- ¿Quién le aconsejó dicho tratamiento?
- Si le atendió un terapeuta, ¿cuál era su titulación?
- ¿Su peso se alteró durante o después del tratamiento?
- ¿Presentó alguna condición médica tras el tratamiento?
- ¿La dieta incluía alguna clase de prohibición explícita?

La magia se nutre de nuestra falta de conocimiento. Hace poco, vi en un telediario unas imágenes de un hombre levitando frente a la Casa Blanca ante la atónita mirada de cientos de norteamericanos. Aunque sólo se trataba de un elaborado truco de magia, el informativo le dio tratamiento de noticia en toda regla, con la carga de credibilidad que ello comporta. ¿Por qué saco a colación esto? Porque nos recuerda que ni siquiera una fuente fidedigna como un informativo es siempre creíble. Así que insisto: duda de todo. Duda también de este libro. Infórmate y asesórate. Y si puede ser, vuelve a asesorarte después. No digo que te conviertas en un erudito, pero sí que pongas seriamente en tela de juicio cualquier dieta que se autoproclame «mágica» o que desconfíes de libros con títulos como: *Astrología y salud: curar dolencias a través de la carta astral*. Para que cultives esta clase de saludables dudas escribo este libro.

Las nueve huellas del fraude

Afortunadamente, los *terapeutas* fraudulentos dejan su *rastro* en el lugar del *crimen* y eso nos facilita su identificación. Vacúnate contra las dietas engañosas aprendiendo a reconocer las huellas del fraude. El listado es cortito: sólo hay nueve señales que deberás rastrear. Léelas con calma; tu salud lo agradecerá.

LAS NUEVE SEÑALES DE LAS DIETAS FRAUDULENTAS
1. Prometen resultados rápidos.
2. Profetizan resultados asombrosos, *mágicos*.
3. Prohíben el consumo de un alimento o de un grupo de alimentos.
4. Contienen listados de alimentos *buenos y malos*.
5. Exageran o distorsionan la realidad científica de un nutriente.
6. Incluyen o se basan en el consumo de preparados que, casualmente, vende quien promueve el tratamiento dietético.
7. Los preparados (productos dietéticos o similares) son carísimos comparados con el coste de los alimentos comunes, que reportarán los mismos resultados.
8. Incluyen relatos, historias o testimonios para aportar credibilidad.
9. Contienen afirmaciones que contradicen a la comunidad científica.

Una acotación antes de continuar: estas señales no son invención mía, las he adaptado de opiniones publicadas por la Asociación Americana de Dietética y por el doctor Melvin H. Williams, un profesor emérito de la Universidad de Old Dominion.

1. *Prometen resultados rápidos*

Si las enfermedades agudas no se curan en dos días, imagínate las enfermedades crónicas. La dieta es muy útil para tratar enfermedades crónicas como la diabetes, algunas enfermedades renales, determinadas patologías cardiovasculares y, también, el exceso de peso. Pero sus resultados no se producen en poco tiempo, sino que para tener éxito se requiere un poquito de paciencia, algo de asesoramiento y mucha práctica.

Voy a proponerte un ejemplo aplicable a la obesidad, que suelo comentar a los alumnos universitarios. Imagínate que a un hombre le da por robar tierra del parque que hay enfrente de su casa y trasladarla a su jardín paletada a paletada. Tras un mes de robar tierra a diario, tiene una montañita en su jardín. No contento con su hazaña, sigue haciendo lo mismo, cada día, durante cinco años más. La montañita se ha transformado ya en toda una montaña, pero cierto día se arrepiente y decide que ya está bien de usar su jardín como almacén de tierra, por lo que deja de llevar paletadas. Pero la tierra no desaparece, sigue allí. Es consciente de que tanta tierra le molesta y de que le está complicando la existencia, pero no hace nada para eliminarla de su vida, así que sigue con su error a cuestas. Sin embargo, un año después, su mujer le ruega que quite la tierra del jardín, porque quiere celebrar allí sus bodas de plata. A nuestro hombre le entran las prisas, y decide hacerlo cuanto antes. Empuña de nuevo la pala y se afana en quitar tierra. ¿Cuánto crees que tardará en conseguirlo?, ¿dos semanas? No, claro que no, eso es imposible. Si ha estado cinco años llevando tierra a su jardín, no va a conseguir eliminarla en dos semanas. Tardará muchísimo más. ¿Y si multiplicara por diez la velocidad y el esfuerzo, y consiguiera sacar la tierra más rápido de lo que tardó en traerla? Para hacer esto, debería dejar de lado aspectos importantes de su vida, como dormir, trabajar, comer, beber, estar con su familia o socializarse. Pero incluso así, podemos asegurarte, sin ningún género de dudas, que antes de conseguir su objetivo se lesionaría.

Seguro que entiendes la relación entre esta metáfora y la pérdida de peso. No ganamos diez kilos de más en dos semanas y, por lo tanto, no podemos pretender perderlos en ese plazo de tiempo.

Nuestro sedentarismo, nuestro estilo de vida, ciertos medicamentos, nuestra poco saludable manera de alimentarnos en el presente o en el pasado y, también, cierta predisposición genética, hacen que almacenemos en nuestro cuerpo más grasa de la necesaria. Pero el almacén de grasa no sobreviene en cuatro días, sino que se produce de manera lenta pero constante (como las palas de tierra que el hombre estuvo llevando a su jardín durante años). Este exceso de grasa supone, además de una molestia, un riesgo para la salud, y conviene eliminarlo, pero no en un corto plazo de tiempo, porque, en el hipotético caso de conseguirlo, también perjudicaríamos nuestra salud.

La comunidad científica, tanto nacional como internacional, dictamina que hay que plantear el objetivo de pérdida de peso a seis meses vista. Y, ojo, que el objetivo es perder el 10 % de nuestro peso actual, si es que de verdad nos sobra. Si yo tuviera obesidad, pesaría unos 93 kilos. Si quisiera perder el 10 % de dicho peso, tendría que bajar 9,3 kilos en 6 meses. Si lo traducimos a semanas, nos queda que en dos semanas debería perder unos 800 gramos. ¿Te suena haber escuchado o leído un anuncio con el siguiente reclamo?:

Pierda 0,8 kilos en dos semanas.

Lo dudo. Es más fácil que hayas encontrado reclamos como el siguiente (no es inventado):

> Con esta dieta basada en la medicina alternativa natural puedes perder 3 kilos en 2 semanas. Aparte de adelgazar, esta dieta depurará tu organismo eliminando las toxinas que provocan la celulitis y los desordenes gástricos.

O algo así (tampoco me lo invento):

> La dieta de la sopa anticelulitis facilita la depuración del cuerpo a través de la pérdida de peso y la eliminación de toxinas. En 10 días podrás lucir unas piernas libres de celulitis y, además, bajarás 4 kilos.

Estos reclamos resultan cuanto menos curiosos, porque perder el 10 % del peso en seis meses es lo que recomiendan todos los líderes mundiales en control de peso (comités de científicos que han dedicado toda su vida a investigar sobre este tema y a ponerse de acuerdo en cómo adelgazar sin poner en riesgo nuestra salud).

Hay supuestos *expertos* que se vanaglorian de convertir problemas complejos en simples. Sin embargo, la mayor parte de las veces hacen justo lo contrario: complican y enmarañan más las cosas, dificultando el trabajo a los que intentamos hacer las cosas por el bien común. En dietética y nutrición, como en cualquier otra ciencia médica, no existen soluciones rápidas y fáciles a problemas crónicos y complejos.

2. *Profetizan resultados asombrosos, «mágicos»*

Existe un complemento alimenticio consistente en unos sobres que hemos de diluir en agua que, según afirma la empresa que lo comercializa, «[...] actúa día y noche para afinar la silueta en su totalidad». Es, y de nuevo según la empresa, un programa anticelulítico por vía oral que, en catorce días: «DRENA - AFINA - ELIMINA - REMODELA». Así, en letras mayúsculas y en *sólo* catorce días. Indican, además, que se basan en un «estudio clínico en doble ciego frente a placebo realizado en 59 sujetos bajo control dietético». Es más, afirman que: «Está probado que redefine su cuerpo en toda su línea».

Como en unos años estará prohibido hacer esta clase de afirmaciones si no han pasado por el filtro de las Agencias de Seguridad Alimentaria, la marca que comercializa estos sobres mandó la solicitud de aprobación de su declaración de salud (es decir, las afirmaciones que has visto en el párrafo anterior) a la EFSA, la Autoridad Europea de Seguridad Alimentaria, cuyas siglas responden a European Food Safety Authority. La empresa adjuntó a la solicitud su resplandeciente estudio con 59 voluntarios. ¿Y qué contestó la EFSA? Pues no aprobó su solicitud, claro.

Ni el peso, ni la forma, ni la grasa, ni el agua de los humanos cambian con este producto, según los sabios europeos. Pero a día de hoy, mucho después de que la EFSA dejara claro que no hay pruebas de su eficacia, eficiencia o efectividad, las declaraciones sobre sus *asombrosos* resultados siguen accesibles tanto en su web como en la etiqueta del producto.

Veamos. Un grupo de marcianos llega a la tierra, abduce a 59 terrícolas adultos y estudia su puntería con un tirachinas. Para hacer el estudio, ponen a los humanos a 10 metros de una botella de cristal vacía y evalúan cuántos aciertan a romperla a base de tirachinazos. Tras el experimento, teletransportan a los humanos de nuevo a la tierra y presentan las conclusiones de su estudio al Ministerio Marciano de Sanidad:

> Según nuestras sólidas investigaciones, los adultos humanos tienen poca puntería.

Ante estos resultados, el Comité Científico de la Agencia de Investigaciones Extra-Marcianas plantea una primera pregunta al grupo que llevó a cabo el estudio:

¿Cuántos humanos adultos dice que hay en la Tierra?

Pequeño detalle éste, ¿eh? Los investigadores, titubeando, responden:

En la Tierra hay unos 3.880 millones de adultos.

Lo normal sería que el Comité Científico de los marcianos se echara las manos a la cabeza al descubrir que sus compatriotas han extrapolado a casi cuatro mil millones de seres lo observado en 59.

Esto me recuerda un estudio del que ya hablé en el capítulo anterior: se trataba de una investigación que evaluó el impacto de la dieta mediterránea sobre 1.574.299 adultos. ¿A que las conclusiones de un estudio de estas características te parecen más fiables?

Sigo con las cifras: un empresario que propugna una dieta muy famosa en Europa afirma y deja por escrito que su método está demostrado científicamente mediante un estudio «de gran calado». ¿Te explico de qué va su *estudio*? Ofreció su dieta a 12 personas durante 6 días. Según él, su método ha quedado «extremadamente probado».

El caso es que como este apartado va sobre resultados asombrosos, no puedo dejar de comentar una anécdota personal. Una muy conocida revista de terapias alternativas me encargó en febrero de 2008 un artículo sobre el limón. Hablé con los editores por teléfono para aclararles que no diría nada del limón que no apoyaran las evidencias científicas. Contestaron que sí, que por supuesto. Y escribí el artículo. Pero, ¡oh, sorpresa!, cuando leí mi artículo había una frase de más. Una pequeña frase. Una frasecita. Muy pequeña. Pero el caso es que no la había escrito yo. En el texto original yo escribí lo siguiente:

> No ha podido demostrarse tampoco su supuesto efecto [el del limón] sobre la fatiga, la acidez gástrica, la hipertensión, la insuficiencia renal o la gota.

A ver si encuentras la *insignificante* diferencia que hay entre esta frase y la que apareció en la revista:

> No ha podido demostrarse tampoco su supuesto efecto [el del limón] sobre la fatiga, la acidez gástrica, la hipertensión, la insuficiencia renal o la gota, aunque muchos médicos naturistas y naturópatas lograron curar a bastantes enfermos de este tipo con dietas centradas en el limón.

Cambia un poco, ¿eh? La palabra «curar» da la vuelta totalmente a la orientación del artículo. Uno interpreta que no se ha podido demostrar algo que es obvio que funciona. Es como decir que yo no creo en las meigas, pero haberlas haylas. Es decir, que según Julio Basulto está fuera de duda que puedes curarte la acidez, la hipertensión, la insuficiencia renal o la gota con limón. ¿No te parece alucinante? A mí sí, y mucho. Cuando exigí a los editores de dicha revista que incluyeran una fe de erratas en el siguiente número, accedieron, pero a regañadientes («Publicaremos la fe de erratas, pero no sin dolor por nuestra parte»). Ni el limón, ni una dieta a base de limón *cura* enfermedad alguna, te lo aseguro. Y si a alguien le produce *dolor* escucharlo, que se tome un granizado de limón (con los 16 terrones de azúcar que suele llevar en su interior), a ver si se le pasa.

No quiero terminar sin retomar esas palabras tan apetitosas que he mencionado unos párrafos más arriba: DRENA - AFINA - ELIMINA - REMODELA, así, en mayúsculas. ¿No crees que es portentoso que un alimento, fármaco, suplemento o energía telúrica haga todo eso, y a la vez? Cuando algo suena demasiado bonito para ser verdad, es que no es verdad. Que te quede claro: en salud no existen los milagros. Y punto.

3. Prohíben el consumo de un alimento o de un grupo de alimentos

Prohibir un alimento o, peor aún, un grupo de alimentos, es una estrategia muy habitual, y muy descaminada, en las dietas alternativas. El grupo de los hidratos de carbono (pan, arroz, pasta y otros derivados del trigo) se lleva la palma, aunque tampoco están libres de la quema las frutas y los frutos secos.

Un ejemplo, tomado de un libro muy vendido que promete maravillas al que siga su método:

> He aquí unas simples reglas que deberás seguir en cualquier tipo de establecimiento [...]. Regla n.º 1: Nunca comas pan.

Curiosa afirmación, que contradice a una revisión de la literatura científica llevada a cabo por el Grupo de Investigación en Nutrición de la Universidad de Las Palmas de Gran Canaria y por la Fundación para la Investigación Nutricional. Los investigadores concluyeron que:

> Una dieta rica en pan y particularmente integral se asocia o bien con menor Índice de Masa Corporal, circunferencia de cintura y menor riesgo de incremento ponderal a lo largo del tiempo en una mayoría de los estudios revisados, o bien no se asocia a incremento de medidas de adiposidad.

No lo dudes, cualquiera que te prohíba un grupo de alimentos (a no ser que tengas una alergia alimentaria correctamente diagnosticada, o algo similar) te intenta meter un gol. Una de las primeras cosas que aprende todo buen dietista-nutricionista es que «prohibir es despertar el deseo». El trabajo de un buen profesional es conseguir equilibrar la dieta del paciente teniendo en cuenta sus gustos, preferencias y particularidades.

> **LAS PROHIBICIONES ESTÁN EN TODAS PARTES**
> **(Noticia aparecida en un periódico el 22 de noviembre de 2009)**
>
> *Titular:* «El régimen de los sobres hace furor».
> *Declaración de la portavoz del método anunciado:* «[Aparte de los sobres] no se puede comer absolutamente nada más. Es igual que sea lunes, martes o fin de semana».

4. *Contienen listados de alimentos «buenos» y «malos»*

Tu grupo de amigos está compuesto por gente a la que ves más a menudo y gente que ves con menos frecuencia. Y en dietética sucede algo parecido: algunos alimentos deberíamos tomarlos más a menudo y otros más esporádicamente. Pero de ahí a decir que unos alimentos son *buenos* y otros son *malos* va un mundo. Es como decir que los amigos que ves menos frecuentemente son malos y tienes que retirarles el saludo, la palabra y hasta tu compañía. Esa inapropiada manera de enfocar la dietética es tan habitual que es raro encontrar un libro de dietas sin la típica tabla que clasifica los alimentos en función de su bondad o perversidad. Alimentos benévolos y alimentos perniciosos. Alimentos pro-salud y alimentos anti-salud. Un libro bastante famoso se atreve a afirmar que los cereales integrales son «fuentes desfavorables de carbohidratos». ¡Los cereales integrales, que son la base de toda dieta saludable!

La cuestión es que el método que justifica la clasificación es casi siempre inexistente y fruto de la *inspiración divina*, aunque en algunas ocasiones tiene algo de sentido... pero no mucho.

Una clasificación con algo de sentido, pero no mucho, es la del llamado «Índice glucémico» o «Carga glucémica». Dado que cada vez se utiliza más, voy a detenerme un poco en este punto:

- *Supuestamente*, cuanto mayor sea el índice glucémico de los alimentos que ingerimos, más aumenta nuestro riesgo

de padecer diabetes, enfermedad cardiovascular, obesidad e incluso cáncer.
- A mayor índice glucémico de un alimento, *teóricamente*, mayor es la velocidad con la que la glucosa pasa a la sangre y mayor es la producción de insulina en nuestro páncreas.
- Como la insulina es una hormona que promueve que almacenemos energía en nuestro cuerpo, *supuestamente*, a mayor índice glucémico de los alimentos, mayores riesgos.

Subrayo los términos «supuestamente» y «teóricamente», porque según la OMS (2007):

> Las evidencias disponibles son demasiado limitadas para poder extraer conclusiones específicas en lo que respecta a la relación entre el control de peso y el índice glucémico o la carga glucémica.

Además, la Organización Mundial de la Salud nos advierte que un edulcorante muy usado por su bajo índice glucémico presenta riesgos a largo plazo: la fructosa.

La fructosa, cómo no, aparece en el listado de alimentos *buenos* en los manuales, instrucciones o libros de dietas fraudulentas. Resulta curioso que se olviden de que los estudios han relacionado su excesivo consumo con un mayor riesgo de padecer problemas cardiovasculares. Atención: la fructosa, además de un edulcorante, es un componente de determinados alimentos. La fructosa de las frutas NO tiene nada que ver con este riesgo. Sigue tomando tus piezas de fruta a diario que te harán mucho bien.

Por si alguien dice que «los de la OMS son unos *carcas*» (sin razón), aporto otra opinión complementaria, ésta de febrero de 2009 y de la Asociación Americana de Dietética:

> No se recomienda la utilización del índice glucémico ni para la pérdida ni para el mantenimiento del peso corporal, ya que no ha mostrado su utilidad en dichas áreas.

Algún autor de métodos fraudulentos me increpará (me lo han dicho a la cara en más de una ocasión) con algo así:

> Pero no me negará usted que para la diabetes es imprescindible el manejo del índice glucémico.

A lo que contesto y contestaré citando al indiscutible referente mundial en diabetes: la Asociación Americana de Diabetes (ADA). Dicho elenco de eminencias señala que existen problemas metodológicos para poder adentrarnos en el índice glucémico sin meter la pata. Concretamente, la ADA dictamina que:

> No hay información suficiente y consistente que permita concluir que las dietas con un bajo índice glucémico reduzcan el riesgo de diabetes.

Y en cuanto al tratamiento de la diabetes (ya no a su prevención), el uso de este índice sólo produce mejoras «modestas», de nuevo según la ADA. Nos informan que aunque algunos estudios observan mejorías, otros tantos no muestran beneficio alguno, así que prefieren aconsejar a las personas con diabetes lo siguiente:

> Un patrón dietético que incluya carbohidratos de frutas, hortalizas, cereales integrales y lácteos desnatados.

¿A que suena mucho mejor que todo eso del índice glucémico?

Para terminar, voy a citarte un ejemplo más de los desvaríos que podemos encontrar en los postulados de las dietas fraudulentas. Se trata de método que propone una dieta u otra en función de lo que observe el terapeuta tras examinar nuestro iris (sí, lo has leído bien). Pues bien, el sistema se acompaña, cómo no, de un listado de alimentos clasificados en función de su bondad o maldad. Así, por ejemplo, clasifica a las legumbres en tres tipos: saludables, neutras o tóxicas. Las tóxicas son (siéntate y redoble de tambores) las lentejas. Aunque el resto de las legumbres (las *saludables* y las *neutras*) no quedan bien paradas precisamente, ya que dice que:

> Las legumbres no son bien aprovechadas por el metabolismo. Inhiben (o bloquean) a otros nutrientes más importantes, por eso las debes comer con mucha moderación.

Para que luego digan que el mundo de la dietética no es divertido. Consumir a menudo legumbres, tenlo claro, disminuye notablemente el riesgo de padecer una enfermedad cardiovascular o de padecer cáncer. Todos los consensos mundiales de dietética y nutrición nos dicen que deberíamos tomar más legumbres, sin especificar si son lentejas, alubias o frijolitos negros. Así que de *tóxicas*, nada.

5. Exageran o distorsionan la realidad de un nutriente

Algo muy típico es exagerar o distorsionar lo que los investigadores llaman «la realidad científica» de un nutriente. Empiezo con un extracto de un capcioso libro que pretende hacernos perder peso de forma fácil, rápida y cómoda, asegurando en todo momento que nuestra salud será de hierro:

> Los omega-3 influyen en el organismo mediante la síntesis de los eicosanoides, sustancias capaces de producir en varios órganos y aparatos de nuestro cuerpo una eficiencia física y mental mayor.

Como poco después nos venden sus cápsulas de omega-3, lo lógico es que uno se sienta tentado a probar dichas cápsulas, no vaya a ser que ésa sea la clave de por qué Einstein formuló sus teorías o del éxito de los campeones olímpicos. Los nutrientes son necesarios para que nuestro organismo funcione correctamente, no cabe duda. Si tenemos un déficit de una vitamina (algo poco frecuente en una población occidental), la suplementación nos devolverá a nuestro estado normal, pero no aumentará nuestra eficiencia.

Ni los suplementos polivitamínicos ni los comprimidos de omega-3, ni los batidos proteicos, ni los nutrientes o pseudonutrientes con palabrejas ininteligibles mejoran tu virilidad, curan la calvicie, aprueban por ti la carrera de telecomunicaciones o blanquean tus dientes. Un repaso a la base de datos www.pubmed.gov demuestra que los omega-3 no mejoran ni el rendimiento intelectual ni el físico según las evidencias disponibles.

Y aunque está muy de *moda* decirlo, tampoco queda claro que los omega-3 disminuyan el riesgo de padecer enfermedades cardiovasculares o cáncer. Una revisión sistemática de la literatura científica, publicada nada menos que en el *British Medical Journal*, concluyó que:

> No se ha demostrado un efecto claro [de los omega-3] sobre la mortalidad total, los eventos cardiovasculares combinados o el cáncer.

Que no te den gato por liebre: los nutrientes de forma aislada no producen maravillas. Su «realidad científica» no puede exagerarse o distorsionarse, por tres razones:

- No es ético.
- Es anticientífico.
- Es ilegal.

REAL DECRETO 1275/2003

«El etiquetado, presentación o publicidad [de los complementos alimenticios] en ningún caso podrá atribuirles propiedades preventivas, curativas o de tratamiento de enfermedades. Tampoco están permitidas afirmaciones que declaren o sugieran que una dieta equilibrada y variada no aporta las cantidades adecuadas de nutrientes en general.»

6. Incluyen o se basan en el consumo de preparados que, casualmente, vende quien promueve el tratamiento dietético

Cuando era niño, los mayores me parecían siempre buenas personas. Con los años, me he ido dando cuenta de que no siempre es así. Hay de todo. Desde gente maravillosa, pasando por individuos perturbados, hasta llegar a personas claramente malintencionadas. Y en la dietética, lamentablemente, encontramos también ejemplos de este último grupo de personas.

Un responsable de una cadena que comercializa suplementos dietético-nutricionales se enteró, en el año 2003, de que el Ministerio de Sanidad iba a retirar la autorización de venta de un producto que su empresa comercializaba. No sé cómo pudo enterarse de algo así, pero el caso es que aunque suene a película tipo *El Padrino*, él lo supo antes que nadie. ¿El motivo para retirar el producto? Riesgo para la salud. Así que antes de que llegase la orden sanitaria, este *responsable* advirtió velozmente a todos sus vendedores: «Tenéis que vender todo el stock antes de que nos lo retiren del mercado» (yo estaba delante cuando lo dijo a uno de sus empleados, así que no hablo de oídas). Sus palabras podrían traducirse de la siguiente manera: «Estropead la salud de la población sin compasión, fomentando que consuman nuestro producto, antes de que nos lo quiten de la red de ventas y perdamos dinero».

No te asustes; no todos los empresarios son así, afortunadamente. Pero expongo este caso para que veas que no siempre hay bondad y candidez detrás de quien te promete mejorar tu salud a cambio de 50 euros.

Si un terapeuta acompaña sus consejos dietéticos de la obligatoriedad (manifiesta o soterradamente) de ingerir un producto o unos productos que, *casualmente*, sólo se los puedes comprar a él, ahí hay mala intención. No te quepa duda. La mala intención de forrarse a tu costa o, lo que es peor, a costa de tu salud.

No hace mucho se hizo en España un estudio que evaluó 38 centros relacionados con la pérdida de peso: consultas privadas, centros de adelgazamiento, farmacias, tiendas de dietética y herbolarios. Lo que llamó más la atención a los investigadores es que en muchos de estos centros la dieta era un simple gancho, una excusa para vender sus productos. La cifra de productos que tuvieron que llevarse en su mochila ascendió a 60. Todos ineficaces. Sólo uno de los centros que ofrecía «asesoramiento dietético gratuito» permitió salir al cliente (que en realidad era un investigador) con la dieta sin tener que comprar ningún producto. Es decir, el reclamo de *asesoramiento gratuito* no deja de ser un simple gancho comercial.

En las dietas fraudulentas abundan muchas frases como éstas:

- «Lo que siempre debes tener en casa».
- «Productos que te harán más cómoda la dieta».
- «Suplementos de clara ayuda en tu objetivo de esculpir tu figura».
- «Completa tu dieta con estos suplementos».
- «La ventaja de utilizar nuestros complementos es…».

Frases seguidas de un largo listado de carísimos productos. Es decir, nos recomiendan complementos alimenticios específicos (y que sólo venden ellos) necesarios para seguir su dieta. Si, tal y como he dicho en el punto anterior, es ilegal afirmar que «una dieta equilibrada y variada no aporta las cantidades adecuadas de nutrientes en general», más ilegal debería ser pretender que la dieta en cuestión precisa justamente de unos suplementos cuyo importe irá a parar al bolsillo de quien promociona la dieta de turno.

Una pista: fíjate, por ejemplo, en la página web de la dieta que estás haciendo o que estarías tentado a seguir. ¿Tiene algún apartado llamado «productos» donde puedes comprar con tu tarjeta de crédito sus productos adelgazantes, revigorizantes, preventivos, paliativos, curativos u otro adjetivo similar? o ¿hay un apartado llamado «tienda»? Si es así, no lo dudes, cierra la página y a otra cosa mariposa.

Tengo delante la página web de la última dieta que llegó a la Asociación Española de Dietistas-Nutricionistas para que diéramos nuestra opinión. En dicha página, el autor del método dietético (fraudulento) vende quince productos «muy útiles» para seguir su dieta y para que te salgan músculos hasta en las orejas. El valor de los suplementos dietéticos que puedes comprar allí oscila entre 15 y 70 euros. Aunque hay páginas web mucho peores, claro. Una de las más famosas dietas para perder peso vende cientos de productos en su web. Si quieres, puedes desperdiciar fácilmente tus ahorros con sólo un clic de ordenador.

7. *Los preparados son carísimos comparados con el coste de los alimentos comunes, que reportarán los mismos resultados*

Si la dieta es, según Real Decreto, suficiente para cubrir nuestras necesidades nutritivas, ¿hemos de pagar más para seguir una dieta sana? Pues no. Pero si encima lo que has de pagar es mucho más caro que obtener lo mismo ingiriendo alimentos comunes, te están sangrando la cuenta corriente, sin más. El zumo de noni es uno de los ejemplos más claros.

El noni (también llamado *Morinda citrifolia*) es una fruta tropical que tiene tanta fama de tener propiedades extraordinarias que una importante empresa de alimentación encargó un informe al Centro de Estudios Superiores en Nutrición Humana y Dietética (CESNID) cuando yo trabajaba allí. La empresa quería saber si eran ciertas las maravillas que se decían de esta fruta para sacar un producto al mercado con el sello de su marca comercial. De entre las propiedades extraordinarias que se le atribuyen al noni encontramos:

Estabiliza la función del páncreas, el hígado, los riñones, la vejiga, el sistema reproductor femenino, etcétera. Por lo tanto, puede ayudar a mejorar condiciones como la diabetes o la hipoglucemia, el colesterol, los calambres menstruales, la presión sanguínea alta o baja, la gota, la artritis, etcétera.

Mentiras como puños, claro, y que nos encargamos de desmontar, una tras otra, en el informe que hicimos al respecto.

El año 2002, el Comité Científico de Alimentos de la Comisión Europea de Salud y Protección del Consumidor afirmó que:

El zumo de noni no ofrece mayor ni menor ventaja para la salud que cualquier otro zumo de frutas.

Y aquí es donde quería llegar: ¿cuánto vale un zumo de naranja?, y ¿cuánto vale la misma cantidad de zumo de noni? Un litro de zumo comercial de naranja cuesta hoy más o menos 1 euro. Por un litro de zumo de noni te tocará pagar unos 35 euros. La pregunta que te formulo es: ¿pagarías 35 veces más por algo que tiene las mismas propiedades? Me gustaría que tu respuesta fuese un «no» rotundo.

Cuando intenten colarte vitaminas, minerales, aminoácidos, antioxidantes, proteínas del lacto-suero, ácidos grasos esenciales, fitoquímicos o lo-que-sea, recuerda que los tienes al alcance de tu mano a un precio asequible. Todas esas sustancias abundan en tus frutas preferidas, en las deliciosas hortalizas que produce nuestra tierra, en las apetitosas legumbres que tan bien cocina tu madre, en el pan integral que envuelve ese irresistible bocata o en los saludables frutos secos que deberías tener ahora mismo al alcance de tu mano mientras lees estas líneas.

8. *Incluyen relatos, historias o testimonios para aportar credibilidad*

Incluir testimonios es algo típicamente americano. No sé de dónde procede ese enorme cariño que le tienen al tema, pero aparece en casi cualquier libro (excepto en los serios, claro) editado en Estados Unidos, cuyo objetivo sea ayudarnos o asesorarnos en algo.

> De entre los miles de pacientes que he visitado en mis más de treinta años como profesional sanitario, me llamó especialmente la atención el caso de Jackson (he cambiado su nombre, para respetar su intimidad), que consiguió revertir un cáncer terminal mediante un ayuno […].

No sigo, que me da algo... Aunque aquí no nos quedamos cortos. Si el famoso o la famosa de turno afirma en una revista del corazón (que no de cardiología) que ha perdido peso mediante la dieta de la piña, las ventas de esta fruta se disparan en España hasta límites insospechados. ¿Por qué esta manía de darle más crédito a un torero, a una bailaora o a la mujer del primo de un conde, que a un comité de expertos y expertas en el tema? Nos fiamos de la opinión de alguien que sabe de nutrición lo mismo que un gato con una facilidad pasmosa. Si un cartero se pusiera a explicar cómo reparar un Ferrari Testa Rosa, ¿dejarías tu Ferrari en sus manos? Quiero creer que no y que preferirías acudir al servicio técnico de Ferrari. Sin embargo, con la salud no nos comportamos igual. Una pena, porque es más valiosa que un coche. Basta que nos muestren la foto de cuatro personas que han perdido peso con la dieta de moda para que nos lo traguemos. Por cierto, ¿sabías que el Photoshop hace milagros?

Te invito a leer este ejemplo, tomado de un libro que ha vendido millones de ejemplares en el mundo:

> Piensa en la historia de Mary P., cuya capacidad pulmonar era tan reducida que necesitó un doble transplante para sobrevivir. El año pasado empezó a seguir nuestra dieta y ganó una medalla de oro en una prueba ciclista de 20 kilómetros en los Juegos Mundiales para Transplantados.

En el hipotético caso de que sea cierto que Mary ganara la supuesta prueba, ¿no será por el doble transplante? Porque, que yo sepa, ningún atleta ha ganado hasta la fecha una prueba olímpica *gracias* a dieta alguna. O al menos eso dice el Comité Olímpico Internacional en su muy recomendable libro *Alimentos, nutrición y rendimiento deportivo* (2003).

Tienes un ejemplo mucho más cerca de lo que puedes imaginarte. Una cantante española que se hizo famosa a raíz de su participación en un programa de televisión perdió un montón de kilos ante la mirada atónita de millones de españoles. Unos años más tarde, esta cantante anunciaba un producto para perder peso. En la caja del producto podemos leer:

> Combustión de calorías, liberación de líquidos, saciante, reafirmante, vientre plano, liporeductor.

Los ingredientes del producto van desde el té verde hasta el pomelo, pasando, cómo no, por la alcachofa y la piña. Ni la cantante famosa, ni nadie del planeta Tierra ha perdido peso gracias a ese producto, según las pruebas científicas disponibles. La Sociedad Española de Endocrinología y Nutrición afirma sin tapujos que:

> No podemos recomendar el uso de ninguna de las sustancias que se anuncian como productos antiobesidad por carecer de eficacia científica comprobada.

Opina de igual manera la Sociedad Española para el Estudio de la Obesidad y la Asociación Española de Dietistas-Nutricionistas. ¿Alguien ha caído en la cuenta de que esta cantante, tras su paso por el concurso de televisión, cambió su estilo de vida y, además de comer mejor, se dedicó a realizar horas y horas de ejercicio a diario? A la que un terapeuta te suelte un testimonio de alguien a quien no puedes preguntarle si es o no verdad lo que le atribuyen, abandona el método, tira el libro, cierra la web o lárgate de la consulta. Tu salud te lo agradecerá.

9. *Contienen afirmaciones que contradicen a la comunidad científica*

Si algo contradice a la comunidad científica, mala señal. Si contradice a tu sentido común, peor todavía: vete a pasear al campo y saldrás ganando. Tristemente, he escuchado y leído tantas veces la frase «Todos los científicos actuales se equivocan y yo tengo razón» que resuena en mi cabeza como un eco machacón que me daña los tímpanos. Pero dicha frase no va solita. Suele acompañarle de la mano otra frase que le tiene una especial amistad: «Por culpa de los erróneos y obsoletos conceptos que sostiene la comunidad científica, somos víctimas del actual deterioro de la salud pública». Es como si todos los investigadores hubieran hecho un complot, al más claro estilo de los malos de las películas de James Bond, para deteriorar la salud de la población. ¿Te imaginas a los científicos de la FAO (organismo de las Naciones Unidas encargado de dirigir las actividades internacionales de lucha contra el hambre) mirando imágenes de una epidemia de hambre y riéndose con bronquíticas carcajadas maliciosas mientras exhalan humo de carísimos puros habanos? Yo no.

No puedo negar que estas teorías que se enfrentan a lo establecido tienen un cierto encanto, y es que los autores a veces dicen cosas como:

> Como has podido comprobar, la culpa de tu enfermedad no es tuya, sino de la ciencia médica actual.

Nuestra sociedad culpa a las personas obesas de su situación, cuando no son más que meras víctimas. Pero no son víctimas de una ciencia *metepatas*, sino de haber nacido en una sociedad «obesogénica», que favorece la acumulación de grasa. Una sociedad que dificulta la lactancia materna, que combina una amplísima oferta de deliciosos y baratos alimentos ricos en calorías con un sedentarismo prácticamente inevitable. Sedentarismo que empieza en la primera infancia, que continúa en el pupitre de los años escolares y que se perpetúa en la oficina frente al ordenador.

El caso es que cuando un libro no sólo expone abiertamente que se enfrenta a la comunidad científica experta en el tema, sino que además no aporta bibliografía en la que puedas contrastar sus teorías, entra dentro de la categoría de ese grupo de libros que bien podrías usar para alimentar tu chimenea. Hay un libro en que un financiero ha propuesto una dieta fraudulenta que se luce a base de desacreditar a profesionales sanitarios para demostrar que él tiene razón. De hecho, gran parte de su *método* se basa en eso, en decir lo mal que lo hacen los demás:

> Los regímenes hipocalóricos recomendados por la mayoría de los nutricionistas y dietistas son igualmente ineficaces y peligrosos.

O bien:

> Hay que agradecer a los nutricionistas el hecho de que nos aconsejen el consumo de fibras. Pero como no nos explican el porqué, ni tampoco dónde encontrarlas, su discurso no suele llegar a la gente.

¿En manos de quién quieres dejar tu salud? Hazlo en manos de quien se dedica a ello. A mí me gusta particularmente cómo enfocaron este tema las doctoras Rosa María Ortega y Ana María Requejo, profesoras de la Universidad Complutense de Madrid, en su libro *Nutriguía: manual de nutrición clínica en atención primaria*:

> Es necesario partir de la base de que la nutrición es una ciencia y que hay que estudiarla. Fiarse de las opiniones de un «experto» en función de sus cualidades como comunicador o por ser un personaje famoso es frecuente y comprensible, pero no se debería olvidar el tiempo que esa persona ha dedicado al estudio de la nutrición. ¿Basta leer un libro para ser experto en nu-

trición?, ¿un curso por correspondencia? ¿2 o 100 horas de estudio? ¿Basta con la propia experiencia?

Algo que también es frecuente oír es que los métodos científicos no sirven para evaluar la medicina alternativa. Suena bien, la verdad. Vendría a recordarnos algo así como que *no es lo mismo* que valore el orden de tu habitación un decorador o un físico. Para el decorador la habitación está ordenada si cada cosa se halla en su lugar. Para un físico, estará ordenada si cada partícula conserva su estado cinético y eléctrico (digo yo). De tanto oír una y otra vez lo de *no es lo mismo*, el Ministerio de Salud americano se dejó en 1997 una millonada en investigar al respecto. Su conclusión fue clara:

> Contrariamente a las afirmaciones de muchos terapeutas alternativos, las metodologías establecidas (p. ej.: ensayos aleatorizados, epidemiología observacional, investigaciones según encuestas sociológicas) y los procedimientos de análisis de datos (p. ej.: análisis de varianza, regresión logística, técnicas de reducción estadística multivariable) son muy satisfactorias para responder a la mayoría de las cuestiones estudiadas por la medicina alternativa.

Un famoso periodista, John Diamond, antes de morir de cáncer, se sometió a todas las terapias alternativas habidas y por haber y escribió un libro sobre las experiencias vividas. El libro, *C: Because Cowards Get Cancer Too*, propone un ejemplo bastante clarificador: un matemático y un terapeuta alternativo discuten sobre el número de sillas de una sala. Para el matemático hay 98, para el terapeuta hay 103. Para abreviar la disputa, el matemático las cuenta en voz alta junto al terapeuta: una, dos, tres…y así hasta 98. A lo que el terapeuta contesta algo así como: «No me sirve. Tu método no es válido para contabilizar este tipo de sillas». No hay más ciego que el que no quiere ver.

Otra posibilidad es que no contradigan directamente a la comunidad científica, pero que nos hagan creer que sí lo hacen, para hacerse los interesantes. Es decir, repiten como loros lo que dice, pongamos, la OMS (p. ej.: «Aumenta tu consumo de fruta fresca»), pero a la vez nos hacen creer que esa teoría se la han inventado ellos y que la *abuela* OMS está obsoleta y debería replantearse sus teorías. ¿No te recuerda a lo de Cristóbal Colón y la redondez del planeta tierra? ¡Pobre Cristóbal, enfrentándose él solito a la arcaica convicción de que la tierra era plana! Algo flagrantemente falso. El paleontólo Stephen Jay Gould lo deja bien claro en su libro *Ciencia versus religión, un falso conflicto*:

> Todos sabemos que los sabios clásicos establecieron la esfericidad de la tierra. La cosmología de Aristóteles asumía un planeta esférico, y Eratótenes midió realmente la circunferencia de la tierra en el siglo III antes de Cristo [...] Nunca existió un período de «oscurantismo de una tierra plana» entre los sabios [...] Fernando e Isabel [...] plantearon a Colón, efectivamente, algunas objeciones intelectuales incisivas, pero todas asumían la redondez de la tierra.

Así que ni siquiera Colón contradijo a los astrónomos de la época. Cuando alguien afirma que el consenso mundial de investigadores y científicos de la dietética y nutrición está equivocado, y que él tiene la razón (sin publicaciones científicas que avalen sus teorías) mala señal.

Por último, está la posibilidad de que utilicen el nombre de un experto o colectivo de expertos, poniendo en su boca cosas que no han dicho:

> Únicamente el profesor W. Willett, uno de los mejores epidemiólogos americanos, tuvo el coraje de denunciar los daños causados a Estados Unidos por las recomendaciones de los nutricionistas, quienes, en su opinión, «no valen ni el papel en el que están escritas. Incluso habrían contribuido a aumentar el índice de obesidad».

El doctor Walter Willett es, ciertamente, uno de los mejores epidemiólogos del mundo, algo así como *un dios* de la epidemiología, pero jamás dijo esta frase. Y digo yo, poner en su boca algo que no ha dicho, ¿no es tomar el nombre de *Dios* en vano?

Y hasta aquí las pistas de que estás ante un método dietético fraudulento. Recuerda que el llamado «fraude dietético» se produce cuando:

- Se prometen resultados rápidos o asombrosos,
- Se prohíbe el consumo de un alimento o grupo de alimentos.
- Se clasifican los alimentos como *buenos* o *malos*.
- Se exagera o desestima la realidad científica de un nutriente.
- Se promueve el consumo de productos dietéticos caros (si se comparan con el coste de obtener el mismo beneficio mediante alimentos), vendidos *casualmente* por quien defiende dichas afirmaciones dietético-nutricionales.
- Aparecen relatos, historias o testimonios para que mordamos el anzuelo.
- O se realizan afirmaciones que contradicen a colectivos sanitarios de reconocida reputación.

Busca las instrucciones de tu compra

Si te compras una cámara de filmar profesional, una de esas que graban las películas que vemos en el cine, lo primero que deberías hacer es asesorarte para saber manejarla. Es decir, o bien quien te la vende te dedica un buen rato para explicarte su funcionamiento, o bien algún compañero de trabajo te regala unas cuantas tardes para resolver tus muchas dudas sobre el tema. Y una última posibilidad es que te enfrentes tú solito a las farragosas instrucciones que vienen en la preciosa caja que contiene la cámara. Si no lo haces, es decir, si coges la cámara y te lías a filmar sin saber qué botón aprietas, te arriesgas a estropear algo que vale mucho dinero o que lo que filmes se vea fatal. Pues lo mismo ocurre con un tratamiento dietético. Si tu salud puede mejorar con una alimentación saludable, también puede deteriorarse con una dieta fraudulenta. Por eso te animo a que te adentres en los entresijos del tratamiento dietético que vayas a hacer e intentes dilucidar sus misterios, su funcionamiento, sus puntos fuertes y débiles; que te leas las instrucciones, y que descubras si estás ante alguien que te toma por tonto. La metáfora cámara de filmar/dieta milagrosa presenta dos puntos débiles que me gustaría que tuvieras presentes:

- Es difícil encontrar una cámara profesional y de mala calidad, pero es bastante frecuente encontrar tratamientos caros y a la vez inútiles y hasta peligrosos.
- Las cámaras profesionales siempre llevan instrucciones, pero las dietas fraudulentas en muchas ocasiones no.

Si hay instrucciones en tu tratamiento para perder peso o ganar salud, revísalas a fondo y comprueba que cuadran con tu sentido común. Y si no las hay, no te la juegues. Salud sólo hay una.

Buenas vibraciones

¿Qué características tiene que tener una consulta dietética o un método dietético para que te inspire confianza? Toma nota:

1. *Tienes que saber a quién tienes delante.* ¿Cuál es el nombre y apellidos de la persona que suscribe el tratamiento?, ¿quién te atiende? Si es una sociedad o una asociación, ¿quiénes son sus miembros? Tienen que tener «cara y ojos». Pero, además, debes saber qué titulación avala a la persona que te habla de tu salud. Es decir, ¿cuál es su

formación? No es lo mismo que te evalúe la vista un matemático de algoritmos que una titulada en oftalmología. Si desconoces su titulación, pregúntaselo. En un estudio que evaluó a 103 establecimientos españoles de adelgazamiento, más del 30 % de los terapeutas que atendían a los clientes no eran profesionales sanitarios.

2. *Que no existan intereses comerciales.* La semana pasada, una paciente me comentó que una mujer que había conocido en el gimnasio le había *regalado* unos sobres para preparar una bebida energética y regeneradora. Según le dijo, a su marido y a ella le iba «genial» y sus propios hijos notaban una recuperación «inmediata» si los tomaban tras haber realizado un esfuerzo. Yo le dije, resumidamente, lo que estás leyendo en este capítulo: que los milagros sólo existen en Hollywood. Curiosamente, ayer volvimos a tener visita y, a ver si lo adivinas, la mujer en cuestión le había querido *vender* una caja de sobres energéticos. Cuando una persona (sea quien sea) te dice que algo va bien, y ese «algo» sólo puedes comprárselo a esa persona, significa que no se interesa por tu salud, sino por su beneficio económico. Tal y como indicó en 2006 el Parlamento Europeo: «Una dieta variada y equilibrada es un requisito previo para disfrutar de buena salud, y los productos por separado tienen una importancia relativa respecto del conjunto de la dieta». Decántate por una dieta saludable y descarta productos innecesarios, caros e inútiles, sobre todo si quien te los aconseja se enriquece gracias a ello.

3. *Que se preocupen por tu salud en general, y no sólo de que pierdas peso o algo similar.* Ahora mismo tengo delante dos libros de dietas para perder peso que no mencionan en ningún momento el tabaquismo o el ejercicio físico (fundamentales para la salud). A eso me refiero con lo de que «se preocupen por tu salud en general». Si se trata de una consulta, el profesional debería indagar sobre cuál es tu situación de partida y promover que lleves un estilo

de vida saludable. Si se trata de un libro o de una página web, es imprescindible que haya apartados dedicados a tu salud más allá de tu pérdida de peso. Debería quedar claro que la propuesta se basa en enseñarte a comer y a adquirir unos hábitos saludables de por vida.

4. *Que los objetivos sean sensatos.* Las promesas de inmediatez o de resultados exitosos y rápidos no cuadran con la salud pública. Si quieren que pierdas peso, recuerda que el objetivo propuesto actualmente por los que más saben del tema es que tu bajada de peso (a partir de una dieta sensata y realizando más ejercicio físico del que probablemente haces) sea de aproximadamente de 0,5 a 1 kg semanal durante 6 meses. Y en cuanto al resto, repetir lo que ya he dicho tantas veces: ni la epilepsia, ni la sordera, ni la calvicie, ni la enfermedad de Alzheimer se *curan* con alimentos o suplementos dietéticos. Hoy, al entrar en el metro, un hombre repartía unas hojitas en las que se leía:

> Profesor Tibou. Curandero vidente, gran ilustre medium espiritual con poderes naturales. Alta magia africana. Soluciona los problemas por difíciles que sean. Impotencia sexual, problemas de fertilidad, enfermedades crónicas, droga, tabaco, suerte en el juego y justicia.

Si la magia africana funcionara, en el teléfono de emergencias médicas, te atendería el «profesor» Tibou. Como no funciona, déjate asesorar por un profesional en toda regla.

5. *Que el método se base en datos contrastables.* Hay un error muy típico que suele delatar a los promotores de métodos fraudulentos: para valorar nuestro peso no usan (o usan mal) el cálculo del Índice de Masa Corporal que tienes detallado en el capítulo 1. En lugar de ello prefieren utilizar métodos obsoletos, desfasados o inventados por ellos mismos.

UN FRAUDE DE PELÍCULA

Los carteles publicitarios que anuncian una película son bastante clarificadores para todo el que tenga ojos en la cara. Cuando la imagen muestra a un tío duro empuñando una pistola o aparece una karateca blandiendo una espada samurái de metro y medio, ya sabes que la película no versará sobre la búsqueda del sentido de la vida. Si hay una pareja a punto de besarse, está claro que la película acabará en boda. Y cuando debajo del título aparecen las palabras «venganza» o «fuera de la ley», el hilo argumental no será el mismo que si pone «romántico» o «pasional».

Pues bien, las portadas de los libros de dietas milagrosas también suelen hablar por sí solas. La cinta métrica alrededor de una cintura de avispa, unos pies encima de una báscula que marca cincuenta kilos o unos pantalones que se caen de la cintura de una chica delgadísima son varias de las imágenes que deberían hacerte pensar que el libro quiere convencerte de que perderás mucho peso fácilmente y en poco tiempo. Algo nada recomendable si fuera verdad. Ah, y las palabritas que acompañan al título, como en el caso de las películas, nos dan la pista definitiva y el golpe de gracia. Toma nota de las más frecuentes:

- El método de... (y aquí invéntate un nombre o apellido nada español, y que tenga alguna consonante oclusiva en su interior).
- La dieta de... (ahora pon el nombre de alguien famoso, como una estrella de Holywood o el mejor tenista del momento).
- La revolucionaria dieta de... (añade lo primero que te venga a la cabeza, como «los colores alternos» o «la pulsión primigenia»).
- El revelador sistema para... (busca algo relacionado con el adelgazamiento sin esfuerzo, algo así como «ganar la cruzada contra la báscula»).
- El método naturista para tratar... (y piensa en algo que tenga que ver con las enfermedades que padecemos a partir de los 50-60 años, como por ejemplo la diabetes).
- Siete kilos y tres tallas menos en sólo... (piensa en un plazo de tiempo en el que es del todo imposible conseguir semejante hazaña, como por ejemplo tres semanas).
- Averigua cómo millones de personas han conseguido el... (y ponle ese sinsentido del «peso perfecto» o «peso ideal»).

No te olvides de intentar colar la palabra «nuevo/nueva» en cada una de dichas frases.

3

Dietas fraudulentas y razones para evitarlas

> Y no paso hambre:
> yo voy a don Manuel.
> Y estoy contenta con él,
> porque me trata muy bien,
> me deja comer y no paso hambre.
> [...]
> Y yo sigo con el plan,
> lo malo es que, además de las pastillas,
> dice que tengo que andar.
>
> MARTIRIO
> *Las mil calorías*

> Las afirmaciones extraordinarias requieren evidencias extraordinarias.
>
> CARL SAGAN

DIETA POBRE EN CARBOHIDRATOS O RICA EN PROTEÍNA

¿Qué es? ¿Funciona para lo que promete?

Tristemente, la estrella entre todas las dietas es aquella que es pobre en carbohidratos (o sin ellos) y rica en proteínas. Los estudiantes de dietética y nutrición y los pacientes se interesan por ella, de modo que a los profesores universitarios y a los y las dietistas-nutricionistas no les queda otro remedio que dedicar una parte de su tiempo en las aulas o en la consulta a explicar los errores y peligros de esta dieta.

Hay tres posibles maneras de enfocar este tema:

- Diciendo: «No son útiles en comparación con una propuesta de dieta saludable, y además conllevan bastantes

riesgos». Es decir, hablando poco y diciendo muchas verdades. Algo raro hoy en día.
- Razonando: «Existen ciertos puntos controvertidos en su argumentación que requieren de evaluaciones más detalladas, a partir de muestras representativas de distintos grupos de la población, para extraer conclusiones definitivas. Aunque los datos disponibles tienden a señalar cierto interés en la práctica, una investigación más profunda aportará datos necesarios para dilucidar si los riesgos observados en la salud pública se ven compensados por la adherencia al tratamiento. Ello permitirá trasladar, o no, los datos teóricos a la praxis sociosanitatria». Es decir, hablando mucho sin decir nada. Algo muy habitual en los tiempos que corren.
- Dogmatizando: «Estamos ante una nueva era en la cambiante ciencia de la nutrición humana. Los estudios han mostrado claramente cómo las dietas pobres en carbohidratos y ricas en proteínas aportan múltiples beneficios a la salud poblacional sin riesgo alguno». Es decir, hablando poco, pero diciendo una retahíla de mentiras.

Se entiende por dieta pobre en carbohidratos aquella que restringe el consumo de cereales, pan, pasta alimenticia (macarrones, espaguetis), arroz o similares. ¿Restringe también los cereales integrales? Sí, lo hace. No restringirá también el consumo de fruta, ¿verdad? Pues sí, también lo hace. Como contrapartida, la dieta pobre en carbohidratos promociona el consumo libre de proteínas; sobre todo de cárnicos, aunque también de pescados, huevos, marisco y, en no pocas ocasiones, de carísimos preparados comerciales «proteicos».

A la inmensa mayoría de los autores de métodos alternativos para perder peso se les llena la boca cuando hablan de la *proteína*. (También cuando hablan de *metabolismo* y de *nutrición celular*, pero eso es otro tema). Pues bien, estos autores utilizan dos teorías para *colarnos* las proteínas:

- La primera es que la proteína nos quitará el apetito y nos hará perder peso.
- La segunda, que gracias a la proteína nuestra pérdida de peso será más saludable y efectiva. Como uno de los conocidos riesgos de hacer dieta para adelgazar es que además de grasa perdamos músculo, y como en nuestros músculos hay proteína, pues supuestamente tomando mucha proteína sólo perderemos grasa. Así que nos dicen abiertamente:

> Podemos asegurarte que la pérdida es mucho más rápida que en otras dietas y que se pierde localmente donde más grasa se tiene.

Bonita hipótesis, pero nada más que eso: una hipótesis. En la práctica, tomar más proteína de la necesaria ni previene la pérdida de músculo, ni aumenta tu masa muscular, ni acelera la pérdida de peso, ni promueve que la pérdida sea justamente donde tú quieres.

La falsa creencia de que «la carne hace carne» no se sostiene cuando la ingesta proteica es superior a las necesidades. Cuando un vaso está lleno de agua, por más agua que le pongas no conseguirás llenarlo más. Y ésta es la situación actual en la inmensa mayoría de los niños, adultos o ancianos: nos sobra proteína dietética.

¿Y en las personas que practican deporte? Las autoridades mundiales en nutrición deportiva llevan decenios advirtiendo a los atletas que no tiene sentido obsesionarse con la proteína; que no va aumentar su rendimiento deportivo. Y que si alguien quiere ganar músculo tan sólo tiene que ejercitarlo y cubrir sus necesidades de energía, sin más. Pero ni ellos ni sus entrenadores parecen escuchar estas advertencias y siguen dándole al bistec o a los botes de proteína, creyendo que ésa es la clave de sus fornidos músculos.

El caso es que según los que nos venden las dietas bajas en carbohidratos, debemos aumentar nuestro consumo de proteína y dejar de lado el pan, la pasta o similares. «Carbohidrato *pupa*». «Proteína *buena*». Mira lo que se atreve a escribir en su libro un conocido autor de dietas mágicas:

> Te recomiendo encarecidamente que cada 30 días te comas un gran plato de alimentos ricos en carbohidratos como la pasta. ¿Para qué volver a descender al *infierno* de los hidratos de carbono? [...] ¿Qué se puede esperar después de ese gran plato de pasta? Una resaca insulínica con pérdida de concentración mental, aturdimiento y dificultades para despertarse al día siguiente, hinchazón en las manos y pies, etcétera. Será una lección muy instructiva.

Ese libro es todo un compendio de barbaridades. Según el autor, aprenderemos *la lección* y jamás volveremos a probar la pasta, que es tan y tan mala. ¿Así que tomar un plato de pasta me da una resaca insulínica, me bloquea la concentración mental, me aturde, dificulta que me despierte y me hincha manos y pies? Esta afirmación no sólo es falsa, sino también insultante. Ante este tipo de disparates, aplica lo que decía tu abuela: «A palabras necias, oídos sordos».

¿Por qué esta manía de demonizar los carbohidratos y ensalzar las proteínas? Pues tiene cierta lógica: como la población desea tomar más proteína, los falsos *sanadores* lo aprovechan para exagerar sus virtudes, ocultando que la tomamos en exceso.

El antropólogo Marvin Harris hace una deliciosa reflexión sobre nuestra ansia de proteína animal en su libro *Bueno para comer*. En él describe cómo, en 1981, una notificación del gobierno polaco que restringía un 20 % el suministro de carne generó un alud de protestas de tal magnitud que obligó al gobierno a declarar la ley marcial para restaurar el orden. Quizá pienses que el pueblo tenía razón. Veamos qué opina Harris:

> ¿Por qué viven los polacos y otros pueblos de la Europa oriental obsesionados por el espectro de unos mostradores sin rastro de jamón o de salchichas? ¿Están acaso subalimentados?

¿Es su dieta deficiente en calorías o proteínas? Según las últimas recomendaciones de la FAO/OMS, un varón adulto que pese 80 kilos necesita unos 60 gramos de proteínas por día. En 1980, los polacos obtenían no ya 60, sino más de 100 gramos diarios.

Si los miles de manifestantes polacos no tenían que tomar más proteína de la que ya ingerían, imagínate tú y yo. Tomamos mucha más proteína de la que necesitamos. ¿Y todavía quieren que tomemos más? Las proteínas son necesarias para el correcto funcionamiento de muchas funciones del cuerpo, no cabe duda, pero su exceso no te aporta beneficio alguno. Que nadie te líe: no pierdas tiempo pensando en si deberías tomar más proteína.

Las recomendaciones de ingesta de proteína emitidas por la FAO/OMS se hacen «al alza», es decir, se propone una cantidad que asegure que nadie se quede fuera. Pues bien, en España tomamos, según los últimos datos, casi el doble de dichas recomendaciones (que, insisto, son al alza). Taparse con una manta es útil para evitar el frío, pero cuando hace calor, ¿qué utilidad puede tener cubrirse con ellas? Lo mismo ocurre con la proteína: si ingerimos más de la que necesitamos (y todos lo hacemos), tomar todavía más no aporta sino riesgos. Marvin Harris resume la situación perfectamente cuando escribe:

> En Polonia las gentes se desesperan cuando escasea algo que muchos expertos en nutrición consideran un lujo y otros condenan cada vez más por estimarlo perjudicial para la salud.

Galvanízate en la frente lo que voy a escribir a partir de ahora, para que cuando te planten delante un texto que afirme que «las dietas bajas en carbohidratos y ricas en proteínas *ser buenas* para perder peso», respondas: «hombre blanco *hablar* con lengua de serpiente».

La Organización Mundial de la Salud (OMS) publicó en 2007 el libro *El reto de la obesidad en la región Europea de la OMS y estrategias de respuesta*. Refleja las conclusiones de 60 científicos de indiscutible reputación. Este dato es relevante porque la fuerza de un acuerdo por escrito de un consenso de varias personas es mayor que la de un texto escrito por una sola persona, y más si ésta tiene intereses económicos en el asunto. Pues bien, en la página 285 de este libro se lee:

> Las dietas ricas en proteína y pobres en carbohidratos son, actualmente, elecciones muy populares en lo que respecta a la pérdida de peso...

Hasta aquí todos de acuerdo. Pero ser popular no lo es todo. Se puede ser popular, como Judas Iscariote, pero no por ello ser bueno. Sin embargo, la OMS añade a continuación:

> ... pero su popularidad no se sostiene en las evidencias de su eficacia y de su seguridad a largo plazo.

Entonces, yo me pregunto: si no hay evidencias de su «eficacia», ni tampoco de su «seguridad», ¿en qué se sostiene su popularidad? En charlatanes que se aprovechan de nuestra credulidad y que se forran a costa de marearnos y perturbar nuestro sentido común con pseudociencia y pseudohipótesis. Si la aspirina no sólo no funcionase, sino que además no estuviera clara su seguridad a largo plazo, la retirarían del mercado antes de que te diese tiempo a decir «Atkins». Pero sigo con el libro de la OMS, que la página 285 tiene mucho filón:

> Su perfil de seguridad tanto a corto como a largo plazo es confuso.

Así que una dieta rica en proteínas como, por ejemplo, la del marisco, además de aromatizar la galería de todo el vecindario, podría suponer un riesgo para la salud. «Pero al menos servirá para perder peso, ¿no?» Veamos cómo sigue el planteamiento de la OMS:

> No existen datos disponibles para evaluar la pérdida y el mantenimiento de peso a largo plazo.

Compara dicha frase con esta otra, que aparece en la portada del *best seller* por antonomasia de dietas milagrosas (basado en una dieta baja en carbohidratos, claro):

> El programa más probado, efectivo y seguro para adelgazar y no volver a engordar.

El libro no está consensuado por 60 investigadores preocupados por la salud poblacional, sino firmado por una única persona que, además, se enriqueció promocionando su *método*. Si el autor del libro estuviera vivo (murió en 2003 con 116 kg), nos diría que «hay estudios que dan fe de mis afirmaciones», algo que, según la OMS, no es en absoluto cierto.

Y ya que hablamos de estudios, y de 2003, una investigación publicada ese año en la revista científica *JAMA* quiso aportar el dato que todos estábamos esperando: ¿Funcionan o no funcionan las dietas pobres en carbohidratos? El estudio consistió en una valoración estadística de todas las investigaciones relacionadas con las dietas pobres en carbohidratos. Es decir, lo que los científicos llaman «una revisión sistemática de la literatura». Localizaron (siéntate) 2.609 estudios, así que a masticarlos y digerirlos. El bolo alimenticio resultante fue:

> La pérdida de peso observada en los individuos que seguían dietas pobres en carbohidratos estuvo asociada principalmente con la baja ingesta calórica y con el tiempo siguiendo la dieta, pero no con el menor contenido en carbohidratos.

Es decir, la pérdida de peso observada en quien siguió una dieta pobre en carbohidratos no fue *gracias* a eliminar los carbohidratos o a tomar muchas proteínas (que según los alternativos *quitan* el hambre), sino el resultado de tomar menos calorías. Por eso, entre otras cosas, la OMS dice lo que dice.

Un momento, que me parece estar oyendo una voz de ultratumba señalándome que desde 2003 hasta hoy han pasado varios años, y eso es mucho tiempo en ciencia. Pues nada, abramos un pequeño paréntesis. Un estudio publicado el 26 de febrero de 2009 en la revista *The New England Journal of Medicine* asignó aleatoriamente a 811 adultos con sobrepeso cuatro dietas con diferentes porcentajes de carbohidratos. ¿Sus conclusiones? Las mismas: que la pérdida de peso la justifican el tiempo que se sigue la dieta (a más tiempo «a dieta» más pérdida de peso) y las calorías que se dejan de ingerir. Por lo tanto, si pierdes igual con una que con otra dieta, mejor que escojas las que más beneficios aporta a tu salud. O, dicho de otra manera, mejor que no escojas aquella que suponga un riesgo para tu salud. ¿Por qué digo esto? Porque las dietas ricas en proteína, como desarrollaré más ampliamente en el siguiente apartado, suponen un riesgo para tu salud. Para ir abriendo el apetito, comentaré un seguimiento de la alimentación de (continúa sentado/a) 22.944 personas adultas durante diez años. La primera firmante del estudio fue la doctora Antonia Trichopoulou, una prestigiosísima investigadora de la Organización Mundial de la Salud. No te pierdas la conclusión:

> El consumo prolongado de dietas pobres en carbohidratos y ricas en proteínas se asocia con un incremento en la mortalidad total.

Quiero que leas la dedicatoria que figura en el libro escrito por ese hombre que murió con una obesidad patológica que desacreditaba sus rotundas afirmaciones:

> A mi amada y cariñosa esposa Verónica, que en todo momento me ha proporcionado un infalible alimento emocional, intelectual, espiritual y bajo en hidratos de carbono.

Termino este apartado citando de nuevo a la OMS:

> Las dietas *ricas* en carbohidratos desempeñan un papel central en el control del sobrepeso y de la obesidad.

Si quieres controlar tu peso, *céntrate* en una dieta rica en carbohidratos. Y déjate de dietas arriesgadas e ineficaces.

Riesgos de la dieta pobre en carbohidratos o rica en proteína

«Me quité el pan, la pasta y el arroz y empecé a adelgazar», dice la sabiduría popular. A lo que yo contestaría: «¡Qué pena!, porque podrías haber adelgazado sin perder salud, disfrutando de tus comidas y disminuyendo las posibilidades de recuperar el peso perdido».

La Sociedad Española para el Estudio de la Obesidad propone que para perder peso sigamos una dieta con un contenido en carbohidratos que oscile entre el 45 y el 55 % de la energía total. Los españoles ingerimos un 38 % de la energía a partir de carbohidratos, así que para perder peso tenemos que *aumentar* la proporción de alimentos como pan, arroz, pasta, legumbres o fruta en nuestra dieta, y no disminuirlos.

Por si acaso no te convenciera eso de que «los expertos dicen...», cambiaré de estrategia. Pese a que detesto utilizar ejemplos personales para aportar mayor credibilidad a mis palabras, en esta ocasión voy a permitirme hacerlo al más puro estilo americano:

> Muchísimos pacientes a los que he pautado una dieta rica en carbohidratos han perdido peso con éxito.

Dicho está. Es rotundamente cierto. He visto cómo numerosos pacientes perdían mucho peso aumentando la cantidad de carbohidratos que tomaban. En el capítulo 7 veremos cómo puedes perder peso sin disminuir la cantidad de pan, arroz o pasta que tomas ahora. Aunque vuelvo a repetir lo que ya he comentado en varias ocasiones: duda de todo y de todos, y eso me incluye a mí y a los testimonios de mis pacientes.

Aunque alguien te diga que una «dieta» le ha ido muy bien, eso no significa que vaya a servirte a ti, porque puede que omita, consciente o inconscientemente, datos fundamentales sobre las características de la dieta o el método que ha seguido. Puede que se olvide de explicarte que en la época en la que empezó el tratamiento se compró una bicicleta estática y que pedaleaba una hora cada tarde mientras se tragaba un culebrón venezolano. También podría ser que justo entonces se estropeara el ascensor de su edificio y empezara a subir escaleras, o que se le averiara el coche y fuese andando al trabajo. Quizá, justo una semana después de iniciar la dieta, se divorció, y el disgusto le hizo perder muchos kilos. O puede que su hipertiroidismo se agravase en esas fechas, por lo que habría bajado de peso tanto con dieta como sin ella. Cada caso es distinto y las posibilidades son infinitas.

¿Empiezas a dudar? Espero que sí. Por eso digo que hay que confiar la toma de decisiones relativas a la salud pública en manos de expertos sesudos. Sea como sea, las autoridades en nutrición humana afirman sin titubear que seguir una dieta rica en carbohidratos es fundamental para la salud, pero también para perder peso. Dicho esto, vamos a ver los riesgos de las dietas sin pan.

Todas las dietas pobres en carbohidratos, que como sabes permiten la ingesta libre de proteína, acaban siendo, desgraciadamente, ricas en grasas saturadas y pobres en fibra. Algo nada recomendable. Tomar muchas grasas saturadas es *cascar* tu salud, así de simple. Reducir el consumo de fibra es malo para tu corazón, pero sobre todo para tu intestino. Vendría a ser como poner barro en el depósito de gasolina de un autobús lleno de pasajeros. ¿Quieres más información?

1. Carne

Los más populares métodos para adelgazar promueven el consumo de carne roja. La página 457 de un famosísimo libro de dietas mágicas al que he hecho referencia repetidas veces y que no me gustaría que compraras, afirma:

> Sea cual sea su preferencia, aves, pescado o carnes rojas, intente comprarlas con tanta frecuencia como le sea posible.

Dejemos de lado los motivos que aducen para intentar convencernos de que llevemos a cabo semejante error. Sencillamente quiero que tengas en cuenta la conclusión a la que llegó una investigación que evaluó la asociación entre el consumo de carne y el riesgo de mortalidad entre más de 500.000 individuos. Tras nada menos que diez años de seguimiento, la conclusión de los autores fue clara: el descenso en el consumo de carne roja evitaría el 11 % de las muertes en varones y el 16 % en mujeres. Las muertes eran, sobre todo, por enfermedades cardiovasculares y cáncer. Aunque la asociación de la carne roja con otro tipo de enfermedades fue de tal calibre que los autores concluyeron: «La carne roja o procesada eleva el riesgo de mortalidad por cualquier causa». Tienes los datos en la edición de marzo de 2009 de *Archives of Internal Medicine*. Con esta información en mente, lee ahora lo que nos propone el libro citado anteriormente:

> Done sus alimentos altos en hidratos de carbono a un comedor benéfico, y llene su nevera y su despensa con sus alimentos ricos en proteínas preferidos.

2. Grasas saturadas

También en marzo, pero no de 2009, sino de 2007, encontramos datos interesantes para evaluar este tipo de dietas. En la revista científica *JAMA* se mostró cómo dos meses después de seguir una famosa dieta pobre en carbohidratos, los pacientes ingerían el 20 % de la energía a partir de grasas saturadas.

¿Sabes cuáles son las recomendaciones de ingesta de este nutriente? Pues del 7 % o menos. Es decir, los pacientes casi triplicaban el límite superior de ingesta de grasas saturadas recomendada. Al año, supongo que aburridos de tanta proteína animal, disminuyeron su ingesta de grasas saturadas al 16 %, lo cual sigue siendo más del doble del máximo recomendado. Algo claramente peligroso. No es extraño que los pacientes que siguen estas dietas vean afectados negativamente sus niveles de colesterol.

Actualmente, algunos autores de métodos alternativos añaden que no olvidemos ingerir *también* proteínas de origen vegetal (cereales, legumbres y frutos secos sobre todo). Pero esta acotación, dentro de su discurso globalmente erróneo, no altera la conclusión final, y los pacientes siguen creyendo que la clave para adelgazar es tomar cárnicos.

Termino este apartado con otra frase tomada de la página 161 del famoso libro del que vengo hablándote:

> Coma con total libertad las grasas y proteínas de aves, pescado, marisco, huevos y carne roja, además de la grasa pura y natural de la mantequilla, mayonesa [...].

Con razón las dietas ricas en proteína aumentan el riesgo de muerte.

3. Fibra

Una de las muchísimas funciones de la fibra es asegurar la salud de nuestro intestino. Pues bien, según un estudio publicado en 2002 en *The American Journal of Medicine*, siete de cada diez pacientes expuestos a una dieta con restricción de carbohidratos acaban sufriendo estreñimiento. Es probable que los tres restantes se libren de pasarse horas poniendo cara de tomate en el lavabo porque no siguen bien la dieta. Es decir, porque se la saltan.

El estreñimiento, además de molesto, está asociado a una elevación del riesgo de patologías tan graves como el cáncer de colon, que es la tercera causa de mortalidad en países occidentales.

Las actuales recomendaciones de ingesta de fibra se han establecido precisamente por su papel preventivo en las enfermedades crónicas como la enfermedad cardiovascular o el cáncer. Se estima que las mujeres deben tomar 28 gramos de fibra al día, y los hombres 38. ¿Quieres saber cuánta fibra tomarías con una dieta baja en carbohidratos? Pues siéntate: oscilará entre 1,6 y 18 gramos al día. No juegues a la ruleta rusa, que tu salud no es como un reloj estropeado que puede repararse con cierta facilidad.

4. Calcio óseo

Estas dietas, que tanto calan en las desorientadas mentes de la población, también calan en otro sitio: en sus huesos. Un meta-análisis publicado en octubre de 2008 en *The American Journal of Clinical Nutrition* concluye que tomar mucha proteína animal (lo clásico en este tipo de dietas) se asocia a una desmineralización del esqueleto.

5. Riñones

Uno de cada cinco españoles que acude al centro de salud tiene insuficiencia renal. La enfermedad renal crónica afecta a más de un 10 % de los adultos, un porcentaje que se duplica a partir de los 60 años. En global, unos 10 millones de españoles podrían sufrir en la actualidad problemas renales «ocultos» por estar en sus primeras fases o manifestarse con síntomas leves o moderados. Teniendo en cuenta estos datos, y sabiendo que las dietas ricas en proteína se asocian a problemas renales según los referentes mundiales en nutrición, ¿te atreves a apuntarte a ellas? Di que no.

6. Otras sorpresas

¿Algo más? Pues sí, tres cositas más.

La primera tiene que ver con el ejercicio físico. La ingesta de una dieta en la que la proporción de proteína es muy elevada conduce a que ésta sea usada esencialmente como energía y no para la reposición de las necesidades del cuerpo. El resultado puede ser una pérdida de proteína muscular (a pesar de tomarla en grandes cantidades) y de minerales (calcio, magnesio, hierro y potasio), lo cual reduce la tolerancia al ejercicio físico, que es una de las claves para perder peso. El organismo se hace, además, más vulnerable a cualquier microorganismo, al quedar afectada la formación de anticuerpos. Todo un logro, como intentar que tu coche adelante en la autopista con menos motor del que suele tener, y con una avería.

La segunda sorpresa es todavía más llamativa y tiene que ver con la infertilidad. Un seguimiento de 18.555 mujeres durante ocho años, llevado a cabo por investigadores de Harvard observó, en 2008, que el riesgo de infertilidad se reducía a la mitad cuando disminuía la ingesta de proteína animal. Otros estudios recientemente publicados por el mismo equipo confirman el dato.

Pero la infertilidad en la pareja es una responsabilidad al 50 %, así que si eres hombre atiende al siguiente dato: el doctor Jaime Mendiola, de la Universidad de Murcia, coordinó un estudio que se publicó en mayo de 2009 en la revista científica *Fertility and Sterility*. Sus conclusiones son claras: los varones que ingieren más proteína animal (cárnicos, lácteos, etcétera) y menos frutas y hortalizas tienen un semen de peor calidad. O, dicho de otro modo, a más carbohidratos (más alimentos de origen vegetal), mejor semen. Como es un estudio serio, los autores tuvieron en cuenta (y descartaron) los factores «de confusión», es decir, aquellos que podrían ser también responsables de deteriorar la calidad del semen: el tabaquismo, la edad, el peso y la exposición a tóxicos en el ambiente de trabajo.

Y la tercera sorpresa nos la da una investigación publicada en julio de 2002 en la revista *American Journal of Medicine*. El estudio evaluó varios parámetros de salud en los seguidores de las dietas pobres en carbohidratos. Se observó en ellos, además del esperado estreñimiento, otros efectos adversos:

- Halitosis (63 %).
- Cefaleas (51 %).
- Pérdida de cabello (10 %).

DATOS RECOPILADOS DE INFORMES DE LA OMS, LA ASOCIACIÓN AMERICANA DEL CORAZÓN Y EL MINISTERIO DE SALUD AMERICANO

- Las dietas ricas en carbohidratos ejercen efectos protectores sobre la salud.
- No está claro cuál es el perfil de seguridad de las dietas ricas en proteína.
- Las dietas ricas en proteína restringen alimentos saludables.
- Las anormalidades asociadas a las dietas ricas en proteína se sitúan en el corazón, en el riñón, en el hígado y en los huesos.
- La alta ingesta de proteína puede producir desde cáncer hasta obesidad.
- Las dietas ricas en carbohidratos desempeñan un papel central en el manejo del sobrepeso y de la obesidad.

Conclusiones y recomendaciones

1. *Vigila tu economía:* ¿Qué opinión te merece algo que no funciona y que cuesta más del triple de algo que sí lo hace? «La dieta baja en carbohidratos más barata es

cara» es el título de un artículo publicado en enero de 2008 en la revista *Nutrition Research*. En él, los autores concluyen que la dieta baja en carbohidratos más barata posible cuesta aproximadamente el triple que la dieta más barata *rica* en carbohidratos. Si además de ser pobre en carbohidratos, tiene que ser baja en grasa, cuesta de cinco a diez veces más. Esto siempre seleccionando la opción más barata, es decir, escogiendo alimentos que puedes encontrar en el supermercado. Porque si la dieta baja en carbohidratos se basa en productos que vende quien promociona la dieta, el coste es muy superior.

2. *Que no te líen:* Los responsables de las dietas ricas en proteína afirman sin rubor: «A más carbohidratos, más riesgo tiene usted de padecer una enfermedad del corazón». ¿Se basan en algo? Pues casi. Veamos: un estudio instó a un grupo de población a tomar menos carbohidratos. El resultado fue que disminuyó su riesgo de padecer enfermedades cardiovasculares. Sin embargo, hay que tener en cuenta un «pero» en dicho estudio. La población en cuestión era representativa del americano medio. Es decir, tomaba una ingente cantidad de azúcar (carbohidratos simples) y muy poca cantidad de pan, arroz, pasta, fruta y legumbres (carbohidratos complejos). Cuando les dijeron que tomasen menos carbohidratos, disminuyeron *un poco* su ingesta de farináceos y fruta (porque ya tomaban pequeñas cantidades), pero disminuyeron *notablemente* la cantidad de azúcar que tomaban.

El mismo estudio, pero esta vez llevado a cabo en Suiza, reflejó justo lo contrario: quitar los carbohidratos aumentó el número de personas con enfermedad cardiovascular.

La explicación es tan simple como tener en cuenta que en Suiza toman mucha más fruta, cereales integrales y legumbres que en Estados Unidos. Retirar los carbohidratos en Suiza equivale a retirar muchos alimentos saludables. Retirar los carbohidratos en Estados Unidos se traduce en retirar el azúcar simple y los productos que lo contienen (refrescos, helados, bollería y demás).

Seguro que tienes clara la conclusión: tu dieta debe tener muchos carbohidratos, pero de los sanos.

3. *No la hagas:* Un interesante editorial publicado en marzo de 2009 en la revista médica *Archives of Internal Medicine* señala que las dietas pobres en carbohidratos y ricas en proteína no benefician la salud a largo plazo de los individuos, tal y como han mostrado «una enorme colección de investigaciones». Lo mismo opinan la presidenta del comité de nutrición de la *American Heart Association*, la doctora Barbara V. Howard, así como el consejo europeo de referencia en alimentación: el EUFIC (European Food Information Council). Repito la frase anterior: «una enorme colección de investigaciones».
4. *Elige bien:* Es posible que te encuentres con profesionales sanitarios que te recomienden este tipo de dietas, por lo que deberás escoger qué equipo de profesionales te ofrecen más confianza: el que te promete que las dietas pobres en carbohidratos son eficaces y seguras, o el que duda que sean eficaces y considera que pueden entrañar no pocos riesgos. Yo confiaría en el segundo grupo.

Si sumas todos estos datos sólo queda una conclusión posible: una dieta rica en proteína es una irresponsabilidad.

Dietas de choque o progresivas a base de productos varios

¿Qué son? ¿Funcionan para lo que prometen?

Como cada vez están más de moda en Europa, voy a dedicar un apartado a estas dietas que hacen ganar tanto dinero a *unos pocos* a costa de la credibilidad de *unos muchos*. Se llaman «dietas progresivas» porque hacen perder mucho peso al principio a base de una restricción muy severa de lo que puede comer el paciente: sólo puede ingerir unos productos empaquetados, en los que se puede leer algo relativo a la pérdida de peso sin riesgos.

En algunos de estos métodos existe asesoramiento médico. Estos médicos, pagados por los empresarios que promueven este tipo de dietas, son conscientes de que perder peso de forma rápida supone un riesgo para la salud. Tanto es así que en dichos métodos se indica:

> No puede ser realizado por los menores de 16 años, y tampoco los mayores de 65.

Aunque tengas más de 16 o menos de 65, si le tienes aprecio a tu salud, tampoco debería ser ésa tu elección. Por suerte, el equipo médico realiza en esas primeras etapas controles periódicos a los pacientes a los que asesoran. Pero no siempre ocurre así. Algunos preparados de dietas progresivas pueden comprarse en grandes superficies comerciales y, por lo tanto, su consumo no está supervisado por un médico.

En cualquier caso, como he comentado, se pierde peso al principio a causa de una limitación severa de las calorías que puede tomar el paciente. Para asegurarse de que dicha restricción se cumple, le obligan a tomar una serie de productos durante varias semanas. Las calorías que toma el paciente suelen estar por debajo de las 800 kilocalorías. A este respecto, el Ministerio de Salud Americano opina que:

> No se recomienda seguir dietas de menos de 800 kilocalorías como terapia para perder peso.

Se puede decir más alto, pero no más claro. Veamos qué opina la Organización Mundial de la Salud:

Las dietas muy bajas en calorías son dietas que aportan entre 450 y 800 kcal/día. Las evidencias sugieren que no son más efectivas para controlar la obesidad que otras estrategias dietéticas más moderadas.

Además, hay «potenciales efectos adversos» asociados a estas dietas, como veremos en el siguiente apartado.

En la etiqueta de un carísimo producto se lee algo así como «proteinado». Claro, porque quieren introducirnos el supositorio mental de que la proteína es una *panacea* para la pérdida de peso, cuando no es así. A continuación, cuando el paciente ya ha perdido peso, le asesoran, dicen, para que lleve a cabo una alimentación saludable (etapa de «mantenimiento»). Parémonos un momento en este particular. Quiero dejar claro algo: *deseducar* no sirve para educar. Si das un bofetón a tu hijo porque ha hecho algo mal (bajo tu punto de vista, claro), estás utilizando un método de choque, pero no le estás educando en la conducta que crees correcta. El niño sólo recordará el golpe. De igual forma, si sigues una dieta de choque para adelgazar, aunque luego te insistan en que debes aprender a comer bien, tu mente sólo recordará que perdiste peso gracias a unos sobres y no gracias a que aprendiste a comer de forma equilibrada. Perder peso sin ingerir alimentos no educa para mantener el peso ingiriendo alimentos. Y no lo digo yo, sino la «Guía clínica de identificación, evaluación y tratamiento del sobrepeso y de la obesidad en adultos» (*Clinical Guidelines on the Identification, Evaluation, and Treatment of Overweight and Obesity in Adults*), un documento firmado por cuatro entidades de referencia en salud y control de peso, que deja bien claro que perder peso rápidamente no sólo es inefectivo (porque se recupera en breve) y peligroso, sino que:

> No permite la adquisición gradual de los cambios en el comportamiento alimentario.

Pese a que algunos estudios afirman que con estos métodos se puede perder peso, también reflejan que se pierde el mismo peso que con una dieta convencional bien estructurada. Además, tal y como reflejaba la revista *Diabetes Forecast* en una publicación que aparece en su edición de agosto de 2007, existe una alta tasa de abandono en los consumidores de este tipo de planteamientos. Tasa de abandono que refleja, según dicha publicación, un problema potencial: el aburrimiento y el cansancio de comer algo que no se parece en nada a una comida bien entendida.

Es muy probable que recuperes tu peso, en cualquier caso, cuando abandones el método porque se producirá el llamado «efecto rebote» o «efecto yoyó», que se da cuando perdemos peso precipitadamente. Y abandonarás el método, te lo aseguro: algún día querrás comer como Dios manda. Y, lo peor de todo, es muy posible que llegues a la errónea conclusión de que deberías volver al método que te hizo perder peso, para alegría de los empresarios que lo promueven. En resumen, habrás perdido un valioso tiempo que podrías haber dedicado a aprender a comer correctamente. La estrategia más lógica para perder peso, sobre todo teniendo en mente que la obesidad es un trastorno crónico, es fomentar cambios permanentes en los comportamientos alimentarios. Tal y como detallé en el primer capítulo, no tiene sentido que alguien pretenda enseñarte a ir en bicicleta dándote clases particulares con un patinete.

Riesgos de las dietas de choque o progresivas a base de productos varios

Estas dietas, que proponen que estemos un tiempo sin comer alimentos y subsistiendo a base de barritas, batidos y snacks, también se vanaglorian de ser ricas en proteínas. Por eso, en los productos que hemos de tomar para seguirlas puedes leer en letras mayúsculas: «proteinado», «proteico», «rico en proteínas», «proteínico» o algo por el estilo.

Pero hay algo más. Dos investigadores del Centro Médico Erasmus, de Rotterdam, publicaron en marzo de 2008, en *Medicine and Law,* una interesante visión sobre la publicidad de las empresas que comercializan con productos destinados a perder peso. Dicha publicidad se sostiene en dos argumentos: el de la salud (el sobrepeso y la obesidad son peligrosos para tu salud), y el de la belleza (el exceso de peso te afea). Además, los anuncios de sus productos refuerzan otra infortunada tesis: las personas obesas no tienen fuerza de voluntad. Los autores consideran que explotar a personas vulnerables, como es el caso de los pacientes con problemas de peso, diciéndoles que son vagas, insanas y feas es antiético y estigmatizante. Razonan, además, que como las personas con sobrepeso son particularmente receptivas a las promesas de la industria alimentaria, los argumentos de salud que esgriman estas empresas deberían tener una rigurosidad impecable. Acaban instando a todos los profesionales sanitarios a que eduquemos a nuestros pacientes en el sano ejercicio de la duda. Y en ello estoy: sé crítico/a con los anuncios, con la publicidad y con las promesas de pérdida de peso.

De acuerdo con la normativa del Real Decreto 1.430/1997, este tipo de productos no pueden contener «ninguna referencia al ritmo o la magnitud de la pérdida de peso a que puede llevar su consumo». Además se recomienda que se haga mención expresa en las instrucciones a que una dieta completa proporciona las cantidades adecuadas de todos los nutrientes esenciales para un día, y en aquellos casos en los que su empleo esté destinado a la sustitución de una o más comidas, a que deben completarse necesariamente con el consumo de otros alimentos. Pero lo más importante: debería figurar una indicación que declare que el producto no debe consumirse durante más de tres semanas sin consejo médico.

Por otra parte, aunque este Real Decreto no dice expresamente que en el etiquetado deban incluirse las contraindicaciones del empleo de estos productos, un grupo de trabajo de cooperación científica de la Comunidad Europea llamado

SCOOP (Scientific Co-operation on Questions Relating to Food) considera que deberían contraindicarse formalmente en niños, adolescentes, embarazadas y lactantes o ancianos. También deberían contraindicarse o usarse con «extrema prudencia» en las siguientes situaciones clínicas:

- Enfermedad coronaria reciente.
- Accidente cerebrovascular.
- Enfermedad hepática o renal.
- Diabetes tipo 1.
- Porfiria y otras enfermedades metabólicas hereditarias.
- Trastornos psiquiátricos mayores, incluidos los trastornos del comportamiento alimentario, el abuso de alcohol o drogas.
- Infecciones agudas o crónicas.
- Trastornos electrolíticos.
- Cáncer.
- *Personas sin obesidad.*

La obesidad se define con un IMC igual o superior a 30 kg/m^2, y la padece aproximadamente el 15 % de la población. Así, una buena parte de consumidores de productos proteicos son, muy probablemente, personas sin obesidad, las cuales deberían, según la citada comisión, dejar de tomarlos o «extremar la prudencia».

En vista de todos estos datos, ¿no te parece más prudente perder peso, en caso de que tengas que hacerlo, de otra manera? Si, pese a todo, decides apuntarte a este tipo de estrategia dietética, que sea de la mano de un profesional sanitario, preferentemente un o una dietista-nutricionista.

Finalizo este punto recordándote que la clave para llevar una alimentación saludable es partir de un cambio de actitud que te ayude a adquirir la costumbre de comer una mayor cantidad de productos integrales y de alimentos de origen vegetal a menudo.

Ayunos o semiayunos para desintoxicar o para perder peso

¿Qué son? ¿Funcionan para lo que prometen?

Lo dicho en el apartado anterior podría extenderse a lo que diré en éste. Las dietas muy bajas en calorías, sea en etapas *progresivas* o durante mucho tiempo, no funcionan y no te convienen. Sea tomando jarabe de arce (también llamado «sirope de savia»), sea comiendo poquísimos alimentos o sea ayunando. Pero además, no sirven para perder peso o para disminuir tus riesgos de enfermedad, sino justo lo contrario. Son dietas cuya base radica en proponer unos días o semanas de ayuno o semiayuno para «desintoxicar» nuestro organismo y/o permitir que adelgaces. De nuevo la base científica rueda en sentido contrario a la teoría que sostiene estas dietas: en cuanto se deja el ayuno se recuperan los kilos perdidos, dificultando su pérdida posterior si se plantea una nueva dieta, aunque ésta sea equilibrada. La «desintoxicación» tampoco está justificada.

En un impactante anuncio de agua embotellada que apareció en televisión hará cosa de un año, se nos ofrecía la imagen de un vaso medio lleno de aceite. Segundos después, una botella de agua empezaba a verter lentamente su contenido en el vaso. Como es lógico, el aceite, que es menos denso que el agua, se situaba en la parte superior del vaso, hasta que acababa por derramarse. Querían hacer creer al consumidor que tomar su agua le ayudaba a «eliminar lo que le sobra». El reclamo era totalmente ilegal, pues la Directiva 2000/13/CE prohíbe:

> [...] el uso de información que pueda inducir a error al comprador o que atribuya propiedades medicinales a los alimentos.

La publicidad falsa, ambigua o engañosa no debería entrar en nuestros hogares. Pero entra. Por cierto, ¿sabías que el agua embotellada es unas 2.900 veces más cara que la del grifo? Escoge. Pero ni el agua, ni el sirope de savia, ni un ayuno *terapéutico*, ni una combinación de pimienta, limón, ajo y cebolla te desintoxican o te ayudan a perder peso. Pero además, como siempre sucede en estos casos, ponen en riesgo tu salud. ¿Un ejemplo? Quien sigue dichas dietas aumenta notablemente su riesgo de padecer, según el Ministerio de Salud Americano, piedras (cálculos) en la vesícula biliar. Si éste es el *premio* de la supuesta desintoxicación, prefiero no participar en el concurso.

Termino mencionando un trabajo publicado en la revista científica *Obesity* en agosto de 2006. Los autores quisieron cerrar para siempre el debate de si era o no útil hacer dietas con muy pocas calorías para perder peso. Su estudio consistió en un «metaanálisis» de la literatura científica. El metaanálisis es la pieza clave en la toma de decisiones en la llamada «medicina basada en la evidencia». Consiste en una valoración de estudios con un método cuantitativo (estadística) y mediante la combinación de resultados de estudios independientes sobre un tema en concreto. Pues bien, los autores del estudio concluyeron, cómo no, que este tipo de dietas no aportan beneficio alguno si las comparamos con una propuesta más moderada. Pero añadieron esta interesante coletilla:

> Los resultados de este análisis deberían resolver las conclusiones conflictivas de anteriores revisiones.

O, dicho de otra manera: no le demos más vueltas al tema, que ya ha quedado claramente resuelto.

Riesgos de las dietas muy bajas en calorías
(ayunos o semiayunos) para perder peso o desintoxicar

Sea sólo en las etapas iniciales, sea durante bastante tiempo, someter a una persona a una dieta muy pobre en calorías es algo muy común en el ámbito de la dietética. Supuestamente, ello aumenta el éxito del tratamiento. Como ya hemos visto que esto no ocurre, ahora te explicaré por qué no ocurre, y te detallaré que tomar muy pocas calorías o llevar a cabo una dieta «desintoxicante» viene a ser como subirte en la cuerda floja. Y sin red.

Ayunar para perder peso

Cuando se pierde mucho peso a base de una dieta con muy pocas calorías, gran parte del peso perdido proviene de tus músculos. Es decir, has perdido grasa, pero también has perdido masa muscular. Observa lo que concluyó una revisión sistemática de la literatura científica publicada en *International Journal of Obesity* en mayo de 2007. Los autores detallaron que en estas dietas entre el 22 y el 37 % del peso que pierdes es de proteína propia. O sea, de tus músculos principalmente.

Si haces una dieta muy pobre en calorías, pierdes masa muscular. Como resulta que la masa muscular es el elemento que más calorías consume, empezarás a gastar menos energía. Qué bien, ¿verdad? ¿No era eso lo que queríamos? Pues no, porque precisamente una de las claves para perder peso es *gastar* más energía.

Pero aún hay más: al parecer, tras someternos a una reducción drástica de las calorías ingeridas, nuestro organismo detecta que algo raro está ocurriendo y activa una serie de mecanismos para ahorrar energía por si viene una época de hambruna (a esta situación se le llama «termogénesis adaptativa» y dura más de un año después de haber iniciado la dieta baja en calorías). O sea que con esta dieta no sólo gastas menos energía porque pierdes músculo, sino que además a tu cuerpo *le entra el miedo* y se pone a ahorrar por su cuenta. A todo esto, el apetito no sabe de dietas, le da exactamente igual que hagas una dieta baja en calorías, por lo que vas a seguir teniendo el mismo apetito que antes. Así que probablemente acabes comiendo como siempre, pero con todas las desventajas de pérdida de *motor* y la ganancia de *ahorro*. ¿Cuál es la conclusión o el riesgo de todo esto? Que tu cuerpo acaba ganando progresivamente el peso perdido y algún kilo de más, por si acaso.

OTROS POSIBLES RIESGOS
(Revisión en la *Revista Española de Obesidad*, 2004)

- Intolerancia al frío.
- Sequedad de piel en general.
- Sequedad de boca.
- Halitosis.
- Cefalea.
- Sensación nauseosa.
- Inestabilidad.
- Tensión arterial baja.
- Estreñimiento o diarrea (aunque es menos frecuente).
- Cálculos biliares.
- Elevación de los niveles de ácido úrico.
- Riesgo de hipoglucemia en pacientes con diabetes.

Recuerda: No se pierde más peso ayunando o tomando muy pocas calorías que haciendo una dieta más moderada. Pero si además podemos recuperar el peso con más facilidad, y nos sometemos a todo un inventario de riesgos, ¿no crees que es para pensárselo dos veces?

Ayunar para «desintoxicarse»

Además de perder peso, hay quien afirma que ayunando nos *desintoxicamos*. Hemos visto que lo de «perder peso» era un decir, porque la realidad es bien distinta, y que si consumimos poca energía durante mucho tiempo le hacemos un flaco favor a nuestro cuerpo. Pero ¿y si además de ayunar tomamos un producto que contenga una combinación de sustancias naturales para limpiar nuestro organismo de «impurezas tóxicas»? La respuesta vino en julio de 2008 de la mano de la Universidad de

Medicina de Harvard. En su revista *Healtbeat*, el equipo de Harvard comprobó si era cierto que estos productos «desintoxican» o sirven para curar lo que prometen (dolores de cabeza, hinchazón abdominal, fatiga, depresión y hasta el dolor articular). La respuesta fue clara: No.

No voy a enumerar los ingredientes (que pretenden que tomemos durante diez días), sólo quiero que valores por ti mismo/a si todavía crees que *desintoxican* tras leer los riesgos que, según Harvard, suponen para tu salud:

- Deshidratación.
- Pérdida de minerales importantes para el funcionamiento del corazón.
- Deterioro de la correcta función del sistema digestivo.
- Desgaste de la flora bacteriana intestinal.
- Aumento de la acidez de la sangre.

El último punto es el más crítico, porque puede llevarte al coma o a la muerte si la acidosis metabólica se convierte en algo severo.

Dietas según la sangre

¿Qué son? ¿Funcionan para lo que prometen?

Hay dos posibles dietas mágicas relacionadas con tu sangre en las que puedes verte atrapado o atrapada. Las dos igual de absurdas. Pero además de la absurdidad y de la palabra «sangre», tienen algo más en común y es que el fundamento científico que las sostiene es el mismo: Ninguno. Una es la que te pauta una dieta o un listado de alimentos en función de tu grupo sanguíneo. La llaman «la dieta del grupo sanguíneo». Y la otra también te enumera alimentos, pero en este caso dependiendo de tu particular «sensibilidad». Dicha sensibilidad la refleja, teóricamente, un carísimo análisis de sangre. Esta segunda no tiene un nombre concreto, pero sí lo tiene el análisis de sangre: «test de sensibilidad alimentaria». Si lo ves escrito en algún sitio, mira para otro lado.

La dieta del grupo sanguíneo cada vez está menos de moda, afortunadamente. Se la inventó un tal *doctor* D'Adamo, quien se hizo de oro a costa de la ingenuidad ajena. No voy a explicar qué tiene que comer o qué debe restringir cada grupo sanguíneo, no sea que te entren tentaciones de probarla. Es totalmente desequilibrada y, al igual que el resto de las dietas milagrosas, puede poner en riesgo tu salud. Sólo te diré que te dan una dieta o un incongruente listado de alimentos en función de si tu sangre pertenece al grupo sanguíneo A, B, AB, u O. Y poco más. La comunidad científica mundial considera que pautar una serie de alimentos en función de este parámetro es como pretender que quien tiene una peca en la parte izquierda de la frente debería estudiar informática, mientras que si la peca aparece en el cuadrante inferior derecho del abdomen, está destinado a presidente del gobierno. ¿A que no cuela?

Pero hay otra dieta que sí está muy de moda: la relacionada con la «sensibilidad alimentaria». Lo está porque quien la promueve tiene suficiente dinero para ponértela al alcance de la mano, y no porque sirva para algo más que para hacernos perder el tiempo. Se basa en clavarte un dineral para hacerte un análisis de sangre (test de sensibilidad alimentaria) y, a partir de los resultados obtenidos, listarte un sinfín de alimentos que, según dicen, justifican por qué tienes obesidad, trastornos gastrointestinales, colon irritable, hiperactividad, disminución del rendimiento físico u otros problemas. Pretende diagnosticar nuestras intolerancias alimentarias. Así que «elimina dichos alimentos y el sol de la salud vendrá a visitarte». Al parecer, según los defensores del método, la intolerancia alimentaria genera una *retención hídrica* que agrava la obesidad, así que numerosísimas personas eliminan de su dieta los supuestos alimentos a los que según el test son intolerantes, con el objetivo de adelgazar. Pero la nutrición es una ciencia, y como tal, debe responder a criterios científicos, así que conviene preguntarse: ¿Es efectivo, en comparación con no realizar ningún cambio en la dieta?

A una amiga médico quisieron convencerla de las bondades de este método para que lo promocionase en un equipo multidisciplinar al que pertenece. Ella, sagaz como pocas, aceptó promocionarlo a condición de que se lo hicieran a ella gratuitamente. Como era de esperar, los resultados indicaron que tenía que eliminar de su alimentación una serie de alimentos. Pues bien, se hizo ella misma una analítica completa de sangre como Dios manda ese día, además de otras pruebas, y se pasó los tres meses siguientes alimentándose sólo a base de los alimentos que supuestamente causaban en ella una profusión de efectos secundarios. ¿Qué pasó con su salud? Pues que siguió igual de bien que antes. No se produjo ningún cambio, ni en sus analíticas, ni en su peso, ni en sus perímetros, ni en su composición corporal.

Pero como sabes, no soy partidario de justificar las decisiones sanitarias con casos aislados, así que voy a enumerar los organismos sanitarios que recomiendan que no te gastes ni un euro en el test de sensibilidad alimentaria:

- Academia Americana de Alergia, Asma e Inmunología.
- Academia Europea de Alergología e Inmunología Clínica.
- Asociación Española de Dietistas-Nutricionistas.
- Organización de Consumidores y Usuarios.
- Sociedad Austral-asiática de Inmunología Clínica y Alergia.
- Sociedad Británica de Alergia e Inmunología Clínica.
- Sociedad de Alergia de Sudáfrica.

Como en casi todos los ejemplos que voy citando, este método es tan solo una excusa para que alguien se enriquezca a tu costa. No malgastes tu dinero ni excluyas alimentos de tu dieta atendiendo a un método que los expertos en salud desaconsejan insistentemente.

Riesgos de las dietas según la sangre

Las dietas basadas en el grupo sanguíneo de la persona interesada (A, B, AB, u O) no son en absoluto útiles para lo que promueven. Y además causan un peligroso desequilibrio dietético de consecuencias imprevisibles.

Los poseedores del grupo sanguíneo O son los que saldrían peor parados, ya que, según este método basado en «una alimentación natural», sólo pueden comer proteínas animales. Ya hemos visto qué puede pasar si abusas de las proteínas.

Los del grupo AB no podrían comer cereales integrales. Interesante, sobre todo teniendo en cuenta que los estudios sobre cereales integrales concluyen de forma aplastante que previenen notablemente la mortalidad.

No sigo, porque sería enumerar barbaridad tras barbaridad. Si realmente alguien descubriera una relación entre ingerir o no integrales y el grupo sanguíneo (algo que nunca ocurrirá), sería el momento de quemar todas las universidades del mundo en las que se imparte fisiología humana.

La Organización de Consumidores y Usuarios (OCU) clasifica esta dieta en su portal web como «Absurda y potencialmente peligrosa». Para acceder a su web (www.ocu.org/dieta) tienes que ser socio de la OCU, algo totalmente conveniente.

Como ya sabes, otra dieta de este tipo es la basada en un «test de intolerancia alimentaria». Los fabricantes y distribuidores de estas pruebas afirman que se trata de una herramienta de diagnóstico y evaluación «extremadamente sensible y reproducible» que proporciona información sobre el mecanismo fisiopatológico de las intolerancias alimentarias de los individuos que se someten a ellas. Sus resultados son utilizados para tratar dietéticamente una gran variedad de condiciones, tales como problemas de sobrepeso o retención de líquidos, trastornos gastrointestinales y dermatitis, entre muchos otros.

Una vez se han obtenido los resultados, los sujetos son sometidos a distintas dietas de eliminación y/o rotación de alimentos.

Además, en muchas ocasiones, estas pautas alimentarias incluyen la toma de un suplemento con vitaminas y minerales, generalmente innecesario y sin fundamento médico. Estas restricciones dietéticas pueden aumentar el riesgo de padecer deficiencias nutricionales (en especial cuando se retiran alimentos básicos). Los efectos negativos sobre la nutrición del individuo pueden ser debidos a que las dietas no sean equilibradas (en función del profesional que las paute), o también, y no menos importante, como consecuencia del grado de monotonía que pueden llegar a producir las restricciones/exclusiones alimentarias.

Un grupo de investigadores al que pertenezco ha presentado en el II Congreso de la Federación Española de Sociedades de Nutrición, Alimentación y Dietética una comunicación sobre este tema, coordinada por la dietista-nutricionista Mar Garcia Aloy. El título de la comunicación no puede ser más explícito: «Los tests de sensibilidad alimentaria no son una herramienta útil para el diagnóstico o el tratamiento de patologías como la obesidad o la alergia alimentaria».

La Sociedad Española de Endocrinología y Nutrición (SEEN) ha ido más allá. Se ha dirigido oficialmente al Instituto Nacional de Consumo, dependiente del Ministerio de Sanidad y Consumo, con el fin de que investiguen esta clase de métodos. Según la SEEN se estaría incurriendo en un fraude al consumidor. Los cálculos de la SEEN aportan un nuevo riesgo a estos métodos: el de malgastar el dinero. Para realizar la prueba, el interesado debe pagar entre 360 y 600 euros.

Dietas disociadas

¿Qué son? ¿Funcionan para lo que prometen?

En este grupo aparecen varios tipos de dietas (dieta de «Hay», dieta de «Shelton», dieta de «Beverly Hills», la «Antidieta» y un largo etcétera) que pretenden que conozcamos la composición exacta de los alimentos que comemos y los separemos en función de si tienen muchas proteínas o muchos carbohidratos. Tras este inútil esfuerzo, tendremos que planificarnos el menú de tal manera que no mezclemos en la misma comida alimentos con muchos carbohidratos y alimentos con muchas proteínas.

¿Base científica? Ninguna. Así que el esfuerzo clasificatorio no está justificado. Algo así como ir en tren a Valencia pero evitando las estaciones que tengan la letra «R» porque traen mala suerte.

Sus defensores pretenden hacernos creer que las proteínas deben digerirse separadamente de los carbohidratos. Algunas de estas dietas no dejan combinar absolutamente nada, y se debe comer cada día una sola cosa. Casi todas coinciden en prohibir la fruta después de las comidas. De no hacerlo, nos exponemos a un gran número de enfermedades. Aun en el caso de que fuera cierto (que no lo es), no se explica cuál es el mecanismo que generaría dichas enfermedades.

Según la Fundación Española de la Nutrición, todas las dietas disociadas podrían criticarse en cuanto a la clasificación que proponen de los alimentos. No existe ningún indicio científico de que el cuerpo necesite separar las proteínas, los carbohidratos y/o las grasas en diferentes comidas, porque sea incapaz de digerirlos juntos. Los humanos somos perfectamente capaces de digerir al mismo tiempo las proteínas, las grasas y los carbohidratos.

En resumen, las dietas disociadas obligan a desaprender los hábitos dietéticos que tanto cuesta que asimilemos. Nada aconsejables.

Riesgos de las dietas disociadas

El riesgo de tomar hidratos de carbono en menor cantidad de la recomendable y, por el contrario, proteínas y grasas en cantidad bastante más elevada de lo que sería deseable, hace que no sea una dieta en absoluto recomendable. También puede que se acabe tomando más grasa de lo habitual. Es decir, el desequilibrio se produce justamente donde menos conviene. Prohibir la fruta después de las comidas, invención sin base científica, trae consigo la reducción en la ya de por sí baja ingesta de fruta, alimento estrella en cuanto a fibra, vitaminas y sustancias fitoquímicas. El 55 % de la población española no toma más de una ración de fruta al día, según una encuesta de la Asociación para la Promoción del Consumo de Frutas y Hortalizas «5 al día», publicada en mayo de 2008. Si tomamos poco de algo que protege nuestra salud, tomar todavía menos no es precisamente un acierto dietético.

Estas dietas, además, fuerzan a nuestro cuerpo a modificar, a adaptar y readaptar constantemente su planteamiento fisiológico, algo nada recomendable si lo que queremos es perder peso y mantener la pérdida alcanzada.

A largo plazo, si no tenemos una voluntad férrea, retomaremos los hábitos anteriores sin haber educado nuestro paladar en una dieta equilibrada, con el agravante de que habremos jugado sucio con nuestro metabolismo y nos las tendremos que ver con el llamado «efecto rebote» (premio que consiste en engordar de nuevo, siendo cada vez más difícil adelgazar). Y en el caso de que tengamos una voluntad férrea y consigamos mantener la dieta mucho tiempo, tendremos un pésimo estatus nutricional, de imprevisibles consecuencias sobre nuestra salud.

Muchas de estas dietas defienden la teoría de que modificar el porcentaje de macronutrientes (proteínas, carbohidratos y grasas) promueve la pérdida de peso. No opina lo mismo la Organización Mundial de la Salud. En diciembre de 2007 escribió en la revista científica *European Journal of Clinical Nutrition* que «no hay evidencias» que sustenten esta teoría.

La OCU, en la web citada anteriormente, no duda en indicar que la dieta disociada «puede ser peligrosa».

Dieta macrobiótica (el yin y el yan)

¿Qué es? ¿Funciona para lo que promete?

Si disociar en nuestro menú los alimentos en función de si son ricos en carbohidratos o en proteínas no tiene sentido, imagínate separarlos a partir de un parámetro invisible: su energía interior (yin y yan). La falta de rigor científico en los cimientos de la macrobiótica, unida a los no pocos riesgos para la salud que puede suponer seguir este planteamiento dietético, hace aconsejable evitar esta dieta. Sobre todo en niños, ya que pueden sufrir serios retrasos en el crecimiento.

Uno de los mayores promotores de la macrobiótica, George Ohsawa, clasificó las dietas macrobióticas en 10 niveles, eliminando en cada nivel un grupo de alimentos. El nivel superior sólo permite ingerir arroz integral. Puedo asegurarte sin temor a equivocarme que si te alimentas sólo a base de arroz integral irás de cabeza a la tumba (hay varios casos descritos). Por eso, la Asociación Médica Americana condenó abiertamente este método en 1971. En cualquier caso, parece ser que pocos macrobióticos actuales siguen sus pautas al pie de la letra, afortunadamente.

La dieta macrobiótica presenta ciertas ventajas, pero también bastantes desventajas o riesgos para tu salud. Mi consejo es que no la sigas.

Riesgos de la dieta macrobiótica

La dieta macrobiótica es una de las propuestas alternativas más populares en pacientes con cáncer en Estados Unidos. Ya sabemos que esta dieta clasifica los alimentos y los nutrientes en dos categorías: yin y yan. No obstante, no existe base científica alguna que avale esta clasificación. Como todas las pseudociencias, la macrobiótica invoca entes inmateriales inaccesibles a la investigación empírica como las relacionadas con la energía sobrenatural.

Tuve la suerte de colaborar con Nahyr Schinca en una revisión sobre el equilibrio dietético de la macrobiótica. Nahyr es la editora jefe de la revista *Actividad Dietética* (órgano de difusión científica de la Asociación Española de Dietistas-Nutricionistas). Nuestras conclusiones:

- Este tipo de dieta se clasifica en ocasiones como vegetariana, porque prescinde de muchos alimentos de origen animal. Pero a menudo incluye pescado y carne.
- La macrobiótica suele también limitar (o excluir) la ingesta de fruta, de verdura cruda, de frutos secos y semillas, así como de suplementos vitamínico-minerales. Es, por lo tanto, una propuesta considerablemente más restrictiva que una dieta vegetariana o vegana estándar, que sí tolera la inclusión de todo el espectro de alimentos de origen vegetal, de suplementos vitamínicos y de alimentos enriquecidos.
- En función de la severidad de la dieta, ésta podría ser baja en nutrientes energéticos, fundamentalmente grasas y proteínas. Esto, unido a un alto aporte en fibra, dificulta la cobertura de las necesidades energéticas, sobre todo en niños y en mujeres embarazadas o lactantes.
- Como en cualquier dieta que limita la ingesta de alimentos de origen animal, cabe prestar atención al déficit de vitamina B_{12} (frecuente en macrobióticos), porque aumenta el riesgo de padecer neuropatías. El rechazo a los suplementos vitamínicos por parte de muchos macrobióticos agudiza este punto particularmente crítico.
- La elevada ingesta de algas en macrobióticos puede dificultar la absorción de la vitamina B_{12} activa, debido a que algunas de ellas contienen análogos de vitamina B_{12}, que bloquean su metabolismo.
- Además, la copiosa ingesta de algas, recomendada por la

macrobiótica, supone un alto riesgo de consumir en exceso yodo, lo cual puede afectar a la función tiroidea.
- En resumen, la falta de rigor científico en los cimientos de la macrobiótica, unida a los riesgos para la salud antes enumerados, hace aconsejable evitar esta dieta, particularmente en niños, ya que pueden sufrir serios retrasos en el crecimiento.

ALIMENTOS A CONSUMIR EN MENOR CANTIDAD O A EXCLUIR SEGÚN LA DIETA MACROBIÓTICA (según hipótesis sin fundamento científico)	
Fruta	Toda en general y la tropical o semitropical en particular.
Verdura cruda	Consumo opcional o de transición.
Solanáceas	Exclusión de pimiento, tomate, espinacas, berenjena y patata.
Frutos secos y semillas	Limitar.
Carne y pescado	Consumo opcional o de transición.
Huevos y lácteos	Consumo opcional o de transición.
Otros	Edulcorantes, aditivos químicos (incluidos en ocasiones vitaminas y minerales), refrescos, café, alcohol, alimentos no cultivados biológicamente o transgénicos.

Dietas tóxicas

¿Qué son? ¿Funcionan para lo que prometen?

La última salvajada dietética que he escuchado es la del «Aguardiente arte-sano». Dejando de lado lo sórdido que es mezclar la palabra «aguardiente» con la palabra «sano», debes saber que hay quienes obvian sin miramientos que el alcohol es perjudicial para la salud y te venden barbaridades como «la dieta de la cerveza». Sin entrar a detallar el volumen de cerveza que se atreven a aconsejarte para que bajes de peso, sólo quiero que sepas que 1 de cada 10 muertes que se producen en Europa es atribuible al consumo de alcohol, y que éste es, después del tabaco, la segunda causa de mortalidad prevenible en Occidente.

ALCOHOL, DEPENDENDENCIA Y SALUD

- El riesgo de abuso de alcohol en la población es del 15% aproximadamente y el de dependencia del 10%.
- Aproximadamente el 20% de las personas con dependencia del alcohol eran capaces de beber con moderación sin problemas en el año previo.
- El 25% de los varones que acuden a los servicios de Atención Primaria presentan un consumo abusivo de alcohol.

Ningún profesional sanitario debería promocionar el consumo de alcohol. Aunque sea «con moderación» (muchos alcohólicos consideran que beben moderadamente). Desde la perspectiva de la salud pública no existe un nivel de consumo de alcohol que pueda ser considerado totalmente seguro. De igual manera opina el Fondo Mundial para la Investigación sobre el Cáncer.

En el mercado podemos encontrarnos con otras dietas claramente tóxicas. Es el caso de las que usan diferentes preparados «farmacológicos» como hormonas tiroideas, anfetaminas, diuréticos o laxantes. La incorporación de estas sustancias altera el delicado equilibrio de nuestros sistemas corporales. Muchos de estos preparados, que se venden como tratamientos para adelgazar, están clasificados como ilegales por la Agencia Española del Medicamento. Por ello, la Dirección General de Farmacia aconseja desconfiar de los anuncios como «producto natural», «hecho con plantas» o «de venta en farmacias».

Riesgos de las dietas tóxicas

Las dietas tóxicas son ineficaces y pueden acarrear graves perjuicios para la salud. El peso corporal que se pierde (si es que se pierde) es principalmente músculo. Más aún, al terminar el tratamiento la persona seguirá con unos hábitos dietéticos anormales, por lo que en un breve espacio de tiempo recuperará el peso perdido e iniciará una carrera ascendente hacia una obesidad cada vez mayor y más difícil de tratar.

Pero no acaban aquí las desventajas, ya que se pueden producir a medio y largo plazo alteraciones de la capacidad reproductora, osteoporosis, daños al sistema endocrino, depresiones, psicosis, cuadros de ansiedad, hipertensión, fibrosis renal, tirotoxicosis y un largo etcétera. Las consecuencias pueden llegar a ser nefastas para el individuo si sufre una alteración cardíaca.

En cuanto a las dietas que promueven el consumo de alcohol, además de no funcionar, aumentan nuestro riesgo de enfermedad hasta límites sorprendentes:

- El alcohol es, después del tabaco, una de las principales causas individuales de mortalidad prevenible en España, y es la sustancia que más problemas sociosanitarios ocasiona en nuestro país.
- El consumo de alcohol puede ser la causa de unas 60 enfermedades y trastornos diferentes.
- El alcohol aumenta el riesgo de enfermedad de forma geométrica a la dosis.
- El alcohol es responsable de unas 195.000 muertes al año en la Unión Europea, y provoca lesiones, trastornos mentales y del comportamiento, afecciones gastrointestinales, cánceres, enfermedades cardiovasculares, pulmonares y musculo-esqueléticas, trastornos reproductivos, daño prenatal, mayor riesgo de parto prematuro y bajo peso al nacer.
- El alcohol se asocia a expulsiones escolares, laborales y a problemas interpersonales tales como separaciones o divorcios.

- Según el Instituto Nacional de Estadística, el consumo de alcohol es responsable de:
  - El 15 % de las muertes en accidentes laborales.
  - El 25 % de las muertes por suicidio.
  - El 40 % de las muertes de accidentes de tráfico.
  - El 42 % de las muertes por pancreatitis aguda.
  - El 46 % de las muertes por homicidio.
  - El 50 % de los tumores del tracto digestivo superior (labio, cavidad oral, faringe y laringe).
  - El 60 % de los casos de pancreatitis crónica.
  - El 70 % de las muertes por cirrosis hepática.
- El alcohol es el tercero entre 26 factores de riesgo de mala salud en la Unión Europea, superando al sobrepeso/obesidad y sólo por detrás del tabaco y de la hipertensión arterial.
- Un consenso publicado por el Fondo Mundial de Investigación del Cáncer (2007) indica que: «La evidencia científica relativa al cáncer justifica la recomendación de no consumir bebidas alcohólicas [...] La evidencia científica no muestra un nivel claro de consumo de bebidas alcohólicas por debajo del cual no se produzcan incrementos en el riesgo de los cánceres que causa. Esto significa que, basándonos tan sólo en lo relativo a las evidencias de cáncer, deben ser evitadas incluso pequeñas cantidades de bebidas alcohólicas».
- La Organización Mundial de la Salud señala que no hay un nivel de consumo de alcohol libre de riesgos.

Por si nada de esto convenciera, ahí va el último dato, totalmente contrastado y basado en la evidencia científica disponible actualmente:

> El consumo de alcohol aumenta la producción de grasa en el organismo y se asocia a sobrepeso, obesidad y aumento del perímetro abdominal.

Dieta orgánica, ecológica, natural y «sana»

En diciembre de 2009 compartí debate televisivo con un contertulio que quería convencernos de que la comida no orgánica «engorda». Afirmó ante millones de teleespectadores que:

> Los productos convencionales, que llevan muchos productos tóxicos y nocivos, están alterando el sistema hormonal de nuestro organismo de forma que éste no es capaz de regular su peso.

El presentador, al que le sobra algún que otro kilo, se interesó notablemente por el tema, y entonces empecé a imaginármelo pensando: «Ah!, por eso me sobran estos kilitos. Por la comida transgénica y llena de pesticidas», y a millones de espectadores pensando lo mismo que él. Esto último es lo que más me alarmó.

O sea, que según el otro invitado, el sobrepeso y la obesidad no se debe a que tomamos un exceso de refrescos, de zumos, de alcohol, de bollería, de pastelería, de confitería, de repostería, de helados, de granizados, de sorbetes, de postres dulces, de horchatas, de azúcar, de golosinas, de aperitivos salados, de quesos grasientos, de salsas, de mayonesas y de embutido. Ni a que tomamos cada vez menos fibra, más grasa y más proteína. Ni a que el tamaño de las raciones que nos ofrecen en los restaurantes (y que nos comemos) sea cada vez mayor. Ni a que llevamos años sentados en una silla y desplazándonos en coche. Ni a que hayamos heredado unos genes de unos padres obesos. Ni a que nuestras tasas de lactancia materna sean ridículas ¡Por favor, no liemos más al personal! Qué fácil sería descubrir que nuestro exceso de peso es producto de la comida contaminada químicamente. Pero no es así.

A estas alturas del libro, ya sabes lo primero que debes preguntarte antes de creerte cualquier cosa. ¿Qué titulación tiene la persona que hace la afirmación? En el caso que nos ocupa, el contertulio podría haber sido endocrino, ya que hablaba de hormonas con la mayor naturalidad, o también podría haber sido epidemiólogo, pero no era ni lo uno ni lo otro, sino un ecologista. No digo yo que ser ecologista esté mal, ni mucho menos; lo que está mal es hablar de asuntos tan serios como la obesidad en una plataforma pública como la televisión sin tener una base científica veraz para hacerlo, porque después vamos y nos lo creemos.

Sería maravilloso poder dar la razón a quienes proclaman que tomemos alimentos de cultivo biológico (que son tres veces más caros) por sus supuestos beneficios para la salud. Pero va a ser que no. Sí, les daré la razón en cuanto a otros beneficios que aporta al medio ambiente el cultivo ecológico, orgánico o biológico, pero pretender que nuestra salud será de hierro tan sólo por tomar alimentos orgánicos es tomarnos el pelo.

Hasta 2008, los estudios sobre el tema habían sido bastante poco aclaratorios. Se observaba alguna diferencia entre los alimentos orgánicos y los convencionales, pero no la suficiente para poder afirmarlo con rotundidad. En agosto de 2008, un estudio llevado a cabo por investigadores del Departamento de Nutrición Humana de la Universidad de Copenhague, y publicado en la revista *Journal of the Science of Food and Agriculture*, aportó más luz al tema. El estudio concluyó que no existen razones científicas para sostener que la comida orgánica es mejor que la que ha crecido con pesticidas y productos químicos. Los expertos analizaron zanahorias, coles, guisantes, manzanas y patatas tras su cultivo en tres medios:

- En tierra con poca cantidad de estiércol.
- En estiércol con pesticidas.
- En una combinación de tierra con fertilizantes minerales y pesticidas.

No hubo diferencias nutricionales tras la cosecha. No contentos con estos datos, alimentaron durante dos años con sendas cosechas a tres grupos de animales y tampoco observaron diferencias. La doctora Susanne Bügel, investigadora principal del estudio afirmó:

> Nuestras conclusiones no comparten la creencia de que los alimentos cultivados de forma orgánica contengan más nutrientes que aquellos sembrados de manera convencional.

En septiembre de 2009, un grupo de investigadores de Londres asestó el golpe de gracia al tema. Este grupo publicó una revisión sistemática de la literatura científica sobre si son o no más nutritivos los alimentos orgánicos y concluyó:

> No hay evidencias que muestren diferencias en la calidad nutritiva entre los productos alimenticios cultivados de forma orgánica o de forma convencional.

En cualquier caso, los alimentos cultivados orgánicamente reducen la erosión del suelo, hecho que promueve un sistema alimentario más sostenible. Asimismo, los granjeros de menos recursos podrían acceder a un mercado copado por multinacionales. Por último, la agricultura «orgánica» ofrece muchas oportunidades para reducir la cantidad de pesticidas que van a parar al medio ambiente. Si seguimos tirando tanto pesticida al medio, esto podría perjudicar a largo plazo la salud de grupos de riesgo como embarazadas o niños. Aunque aquí es necesario hacer una pequeña reflexión: la oferta de productos ecológicos no puede satisfacer la demanda de los países desarrollados, así que no nos queda más remedio que traer productos ecológicos desde lugares muy remotos a través de medios de transporte muy contaminantes para el medio ambiente. Una contradicción.

Y hasta aquí este apartado. Toma comida orgánica si te apetece y si tu bolsillo te lo permite, pero no la tomes creyendo que es mágica para tu salud ni que, por sí sola, puede sustituir a unos hábitos de vida saludables, porque no es así.

Dieta anti-cándida

La *Candida albicans* es un hongo que forma parte de la flora intestinal humana. Es un habitante normal y deseable. Ante determinadas molestias intestinales puede que un terapeuta te *diagnostique* una «colonización intestinal por cándida». Supuestamente, la cándida ha tomado por asalto tu intestino y de ahí tus molestias. Tras el diagnóstico, puede que te proponga eliminar una serie de alimentos de tu dieta para «debilitar la cándida haciéndole pasar hambre». (Y aquí deberíamos entrar los dietistas-nutricionistas, porque se está hablando de una enfermedad relacionada con la dieta y de su tratamiento mediante alimentos.)

Pero dejemos por ahora el tratamiento (eliminar alimentos) y vayamos un momento al diagnóstico. La Academia Americana de Inmunología y Alergia, en 1986, y la Asociación Médica Americana, en 1992, se dedicaron en cuerpo y alma al llamado «Síndrome de la cándida». Su conclusión: este síndrome no existe. Pese a ello, el goteo de terapeutas que tratan la colonización intestinal por cándida no ha cesado.

Estos terapeutas insisten en que debemos eliminar alimentos de nuestra dieta, y el alimento estrella a eliminar son los azúcares simples. Supuestamente, el azúcar blanco viene a ser para la cándida como las espinacas para Popeye. ¿Será verdad? Esto mismo se preguntaron unos investigadores alemanes. Tomaron a un grupo de voluntarios, los hartaron de azúcar, y valoraron qué pasaba con la cándida en sus intestinos. Encontrarás los resultados en el número de junio de 1999 de la revista *American Journal of Clinical Nutrition*: las cándidas no crecieron después del atracón de azúcar. Todos estamos de acuerdo en que tomar mucho azúcar no es bueno. Pero hacer creer a un paciente algo sin sentido tampoco.

Si la dieta anti-cándida sólo restringiese el azúcar no estaría escribiendo estas líneas. Pero la restricción abarca a más grupos de alimentos, como el pan o la fruta. Y esto es peligroso. Por ello, en 2002, y para cerrar para siempre esta discusión, un grupo de investigadores se armó de paciencia y publicó un estudio sobre el tema en la revista *International Journal of Hygiene and Environmental Health*. El título del artículo ya nos dice mucho:

> «La significación patógena de la colonización por cándida. Una revisión sistemática desde un punto de vista médico interdisciplinario y medioambiental».

Esta excursión por la medicina dejó como resultado que:

> Ni los estudios epidemiológicos ni los terapéuticos aportan evidencias de la existencia del llamado Síndrome de la cándida.

Pero aunque no existe síndrome, sí existe tratamiento (el que prescriben muchos terapeutas), así que los autores del estudio también revisaron esta cuestión, y concluyeron que:

> No hay tratamientos que hayan demostrado eficacia para descontaminar el intestino de hongos.

Y esto incluye al tratamiento dietético.

En resumen: una persona sana y una enferma pueden presentar exactamente la misma cantidad de cándida en su intestino, así que no tiene sentido tratar algo que no está relacionado con ninguna clase de síntomas.

La dieta del cajón derecho

Esta dieta también está bastante de moda. Vas a tu terapeuta y, tras hablar un rato, abre un cajón de su escritorio, pongamos el derecho, saca una hoja de papel y te la da. Es la dieta que va a curar todos tus males. Al cabo de un rato, entra otro paciente con una patología distinta a la tuya, veinte años menor que tú, un peso distinto, y un patrón de alimentación, deporte y vida opuesto al tuyo. Sorprendentemente, el terapeuta hace lo mismo. Abre el cajón derecho de su escritorio y ¡le da la misma dieta que te ha dado a ti!

Toda dieta debe pautarse en función de las particularidades del paciente: tiene que ser personalizada. Sea para adelgazar, para la diabetes, para la enfermedad cardiovascular o para equilibrar la alimentación. Las dietas estándar no funcionan, principalmente, por tres motivos:

- Se pueden alejar tanto del patrón habitual de alimentación del paciente que éste, por mucho que se esfuerce, no logra integrarla en su día a día.
- Las calorías que toma una persona pueden ser la mitad o el doble de las que toma otra. Y una dieta estándar no contempla esta posibilidad.
- Las preferencias o aversiones respecto a determinados tipos de alimentos son muy frecuentes, factor que tampoco tienen en cuenta las dietas estándar. Si a mí no me gusta el melocotón, y dos veces por semana tengo que desayunar esta fruta, acabaré odiando la dieta en su conjunto.

Otras dietas absurdas

Son aquellas cuya sola mención hace carcajear a los profesionales sanitarios, pero que atraen a muchos consumidores por ser sencillas de entender y por no partir de grandes planteamientos científicos: la dieta de la sopa quemagrasa, la del pomelo (tan amarga como ineficaz), la del limón (también quemagrasa), la del signo zodiacal, la de comer antes de las ocho de la mañana, la del calendario, la de la hora («cronodietas»), la de las tres «P» (pasta, pan y patatas), la de los colores (los metafísicos colores de los alimentos nos hacen «vibrar»).

Suelen venir acompañadas por el testimonio de algún personaje famoso (nunca por sus descubrimientos en nutrición, claro), que afirma haber perdido peso con la dieta de turno.

Ninguna sopa, ni litros de zumo de limón *disuelven* la grasa de nuestro cuerpo. Si bajamos de peso siguiendo estas dietas se debe únicamente a la pérdida de agua que recuperaremos con nuevo y mayor impacto en cuanto debamos abandonar la dieta.

¡Pero a mí me funcionó!

¿Te funcionó? Fíjate que hablas en pasado y no en presente. No dices «me ha funcionado» o «me está funcionando». Las dietas fraudulentas, si funcionan, lo hacen a corto plazo, y al cabo de un tiempo tu peso será superior al que tenías al principio.

En cualquier caso, la efectividad inicial (en su caso) nunca es *gracias* a la dieta. Cuando alguien se «pone a dieta», suele cambiar su estilo de vida. Puede que este cambio lo haya promovido el terapeuta que le ha asesorado («Júreme que no tomará refrescos, helados o bollería esta semana, y que hará una hora de ejercicio diario»), o puede que sea decisión del propio paciente. Si comunicas a toda tu familia que te has puesto a dieta, lo lógico es que dejen de ofrecerte o poner a tu alcance alimentos que todos saben que generan un exceso de peso. No es habitual que los familiares o amigos que comparten tu mismo techo te llenen la nevera y la despensa de tentaciones irresistibles. Y, además, también es más que probable que te hayas apuntado a un gimnasio, o que abandones el ascensor, o que camines más a menudo o con más ímpetu, especialmente si has pagado un dineral por la dieta en cuestión o si te la ha pautado alguien con bata blanca y cara de pocos amigos. Pero si la persona que te pautó la dieta no era un profesional de verdad, te hará creer que el éxito se debe a su *método*.

Voy a poner un ejemplo un poco alejado de este hecho, para que entiendas cómo funciona el conocimiento científico. Hace años, los estudios afirmaban que quien tomaba café tenía muchas más posibilidades de morir que quien no lo tomaba. A mayor número de cafés ingeridos, mayores eran las tasas observadas de mortalidad en la población. Así pues, ¿el café mata? Antes se creía que sí. Pero a alguien se le ocurrió que quien toma muchos cafés, suele también ser fumador. Así pues, para dilucidar si era el café lo que «mataba» hubo que separar a los individuos en cuatro grupos: los que fumaban y tomaban café, los que fumaban pero no tomaban café, los que no fumaban pero tomaban café y los que ni fumaban ni tomaban café. Resultado: los que tomaban muchos cafés pero no fumaban, *no* tenían más riesgo de morir que la población que ni fumaba ni tomaba café. Y los que tomaban muchos cafés y fumaban o los que no tomaban ningún café, pero fumaban, tenían un mayor riesgo de morir prematuramente que los que ni fumaban ni tomaban café. Lo resumo en cuatro puntos:

- Fumar y tomar café: mortalidad.
- Fumar y no tomar café: mortalidad.
- No fumar y tomar café: no mortalidad.
- No fumar y no tomar café: no mortalidad.

Así que el café no era lo que aumentaba la mortalidad en los estudios iniciales, sino un factor que no se había tenido en cuenta: el tabaco. De igual manera sucede con las dietas milagrosas. El paciente cree que la dieta estrambótica, el producto de moda o una pastilla maravillosa es lo que le ha hecho perder peso (si es que lo ha hecho), cuando no es así. Lo que hace perder peso es algo que suele suceder *a la vez* que la dieta: consumir menos calorías a partir de alimentos superfluos (algo intrínseco a todo cambio dietético) y hacer ejercicio. Y consumirás menos calorías, te lo aseguro. Sea por lo monótona o poco atractiva que es la dieta, sea porque te eliminan un montón de posibilidades culinarias, sea porque tu familia te insiste menos en que «te acabes todo lo del plato». Pero recuerda: en todas las dietas milagrosas la pérdida de peso será sólo provisional y puede que tu salud esté en juego.

4

Métodos de los que debes desconfiar

> Mi sistema tiene mucha base científica: tiramos a una jirafa por la boca del volcán y conseguiremos que llueva.
>
> Julien, en *Madagascar 2*

> El aspecto más triste de la vida actual es que la ciencia gana en conocimiento más rápidamente que la sociedad en sabiduría.
>
> Isaac Asimov

Nos ponemos o nos ponen a dieta. Pero también nos venden pastillas en cuyo interior encontramos enormes dosis de vitaminas, hierbas no estudiadas en humanos, fármacos de dudoso beneficio, o sustancias con nombres esotéricos e indetectables al poder de resolución del microscopio electrónico más potente. Es una lástima tener que derrochar páginas para describir dietas o métodos de los que debes desconfiar en lugar de aprovecharlas para demostrar lo fácil, sano, sabroso y divertido que es alimentarse de forma correcta, pero honestamente creo que es un derroche necesario.

¿Homeopatía para perder peso?

La obesidad es una enfermedad. Para tratarla, hemos de actuar con la misma seriedad con la que enfocamos otras dolencias. Es decir, los profesionales sanitarios debemos basarnos en pruebas demostradas de eficacia antes de aplicar un tratamiento. Las pruebas de máxima calidad son las que provienen de la llamada «medicina basada en la evidencia». Veamos si la literatura científica disponible nos da pistas para evaluar el valor de la homeopatía como ayuda para perder peso. La revista *British Journal of Clinical Pharmacology* publicó en diciembre de 2002 un estudio cuyo título habla por sí solo:

> «Revisión sistemática de las revisiones sistemáticas de la homeopatía».

Menudo título.

Y mira qué publicó la revista *The Lancet* tres años más tarde (agosto de 2005):

> «¿Son *placebo* los efectos clínicos de la homeopatía? Meta-análisis».

Como ya sabemos qué es un meta análisis, veamos qué es un *placebo*. El diccionario de la Real Academia de la Lengua Española lo define como: «Sustancia que, careciendo por sí misma de acción terapéutica, produce algún efecto curativo en el enfermo, si éste la recibe convencido de que esa sustancia posee realmente tal acción».

¿Será la homeopatía algo que puede producir algún efecto en el enfermo si le sugestionamos jurándole que funciona, pero que en realidad no tiene ninguna acción terapéutica? Los efectos curativos de los placebos, como puedes imaginar, son muy limitados tanto en su efectividad como en su duración a lo largo del tiempo.

En enero de 2007, la revista *Mayo Clinic Proceedings* publicó otro título sugerente:

> «Homeopatía para las enfermedades de la infancia y de la adolescencia: revisión sistemática de estudios clínicos aleatorizados».

Y hasta aquí los estudios serios sobre el tema. Todos desprenden una misma y única conclusión: la homeopatía no es eficaz para tratar ninguna enfermedad. Y eso incluye, por supuesto, la obesidad. Como estos estudios valoraban varias enfermedades, veamos otro que sí se ha centrado en el efecto de la homeopatía sobre la obesidad. El estudio en cuestión se publicó en septiembre de 2005 en el *International Journal of Obesity* y la conclusión fue la esperada: la homeopatía no muestra resultados «convincentes» como estrategia para perder peso.

Nada menos que el Ministerio de Salud Americano afirma actualmente:

> Las revisiones sistemáticas no han encontrado que la homeopatía sea un tratamiento probado para ninguna condición médica.

Sin embargo, la homeopatía sigue de moda. Resulta divertido que la infundada teoría homeopática (a mayor dilución, más cura) pueda aplicarse a su creciente fama: cuanto más se *diluyen* las evidencias de su efectividad, más aumenta su popularidad. Para terminar, como seguro que escucharás a mucho terapeuta diciéndote que la medicina tradicional tiene riesgos (lo que es cierto), y que la homeopatía no los tiene, debes saber que tanto la homeopatía como el resto de las terapias alternativas también tienen riesgos.

Riesgos de la homeopatía

El doctor Ben Goldcare publicó en noviembre de 2007 un interesante punto de vista sobre la homeopatía en la revista *The Lancet*. Indicó que los estudios serios desprendían un mismo resultado: el beneficio de la homeopatía no es superior al del placebo. Recordemos que un placebo es una sustancia de aspecto idéntico a un medicamento pero que no contiene principio activo. Su uso es un requisito actual en la mayoría de los estudios necesarios para poder comercializar un medicamento, ya que la comparación con placebo sirve para facilitar la evaluación de los efectos beneficiosos y de los resultados adversos de los medicamentos que se investigan. Goldcare mencionó también que la homeopatía, a diferencia de lo que sucede con los fármacos tradicionales, no presenta efectos secundarios claros asociados a su consumo. Estos datos aportados por Goldcare, en cualquier caso, no añadieron nada que no supiera la comunidad científica.

Aunque sí se propicia otro efecto, según Goldcare, cuando un homeópata (que debería ser siempre un médico en toda regla) prescribe una pastilla, por más inocua que ésta sea: se refuerza el concepto de medicalización. Es decir, el paciente acaba pensando que las enfermedades se curan con una pastilla, hecho que aumenta las posibilidades de que mantenga comportamientos o hábitos de vida que perjudican su salud. Por lo tanto, para el paciente la pastilla se convierte en *su* respuesta o en una respuesta *apropiada* ante un problema social o ante las enfermedades no muy graves.

Pero Goldcare tiene en cuenta algo más: «una característica típica de las prácticas de marketing de los homeópatas es denigrar a la medicina tradicional». Goldcare cita un estudio que observó que la mitad de los homeópatas encuestados desaconsejaba a sus pacientes que vacunasen a sus hijos contra el sarampión, las paperas o la rubéola. Otra investigación mencionada por dicho autor mostró que casi todos los homeópatas encuestados recomendaban un tratamiento homeopático preventivo contra la malaria que resultaba inefectivo, olvidando la medicina tradicional (sí efectiva en estos casos).

Goldcare especificó más riesgos: los homeópatas pueden minar las campañas de salud pública, exponiendo a sus pacientes, por lo tanto, a padecer enfermedades «fatales» o a dejar de lado diagnósticos que les habrían salvado la vida.

El autor cita dos estudios científicos que detallan cómo varios pacientes murieron después de que homeópatas con formación médica les aconsejaran abandonar la terapia que seguían para tratar condiciones médicas graves.

Según datos de la Organización de Consumidores y Usuarios (*OCU-Salud* n.º 30), en España, Portugal e Italia, los preparados homeopáticos no son reembolsados por la Seguridad Social. Pero otros países sí cubren, parcialmente, este gasto: en Bélgica, los seguros sanitarios privados reembolsan entre un 20 y un 50 % de su precio, y en Francia la sanidad pública financia hasta el 65 % del precio de determinados productos, siempre que los haya prescrito el médico. Digo esto porque, en noviembre de 2008, la doctora Lizzy Hay se preguntaba en *The Journal of the Royal Society for the Promotion of Health* cómo es que algunos Estados destinan dinero público a esta clase de tratamientos, si está fuera de duda la inefectividad de los remedios homeopáticos.

Un último riesgo es que el producto homeopático no sea lo que promete. Es decir, que no sea una dilución imperceptible de una sustancia activa, sino que lleve en su interior otras sustancias que sí son activas, y que por lo tanto pueden tener efectos secundarios reales sobre el ser humano. Así lo denunciaban en junio de 2007 en *Medicine and Law* dos investigadores españoles pertenecientes a la Agencia Española de Medicamentos y Productos Sanitarios.

Sería injusto, en cualquier caso, obviar algo en lo que la homeopatía supera a la medicina convencional. Cuando un paciente acude a un homeópata, se le suele dar la posibilidad de hablar y de expresarse, ya que el médico le dedica tiempo y atención. Llegados a este punto, es necesario mencionar un texto llamado «El fin de la homeopatía», publicado en 2005 en la revista científica *The Lancet*, y firmado no por un autor o equipo de autores, sino por el comité editorial de dicha revista:

> Hoy los médicos tienen que ser valientes y honestos con sus pacientes acerca de la falta de beneficio de la homeopatía,

y con sí mismos acerca de los fracasos de la medicina moderna para cubrir la necesidad de los pacientes de una atención personalizada.

Para finalizar, y citando de nuevo a Goldcare, te aconsejo que te apuntes a una nueva moda: la de ser crítico/a con la medicina alternativa. Algo muy conveniente en este mundo de milagros adelgazantes.

Alopatía

No sería justo hablar de homeopatía sin mencionar la alopatía. Como la definición de alopatía del diccionario de la Real Academia de la Lengua Española hay que leerla tres veces para entenderla («Terapéutica cuyos medicamentos producen en el estado sano fenómenos diferentes de los que caracterizan las enfermedades en que se emplean»), basta con que sepas que cuando usamos este término es para referirnos a los fármacos que usa la medicina convencional.

Sólo hay un fármaco que *tu médico* puede prescribirte *actualmente* en el tratamiento del sobrepeso y de la obesidad: el orlistat. Destaco *tu médico*, porque debería ser él (y sólo él) quien valore tu caso, tu historia clínica, tu peso actual, y decidir si cumples los estrictos criterios necesarios para tomar este fármaco (no te aconsejo que te lo compres por tu cuenta). Y destaco *actualmente*, porque puede ser que mientras lees este libro, la Agencia Europea de Medicamentos haya prohibido su comercialización. En medicina, no basta con que algo «funcione», sino que además tiene que ser «seguro». Agencias independientes someten la seguridad de los fármacos a una evaluación constante (farmacovigilancia). Gracias a ello, se detectan problemas no presentes en los estudios iniciales que pueden dar lugar a modificaciones en las indicaciones de los medicamentos, o incluso a la retirada de su comercialización.

En el próximo apartado profundizaré en este medicamento; tan sólo deseo avanzarte que los estudios han mostrado que es efectivo. No es ninguna panacea, pero, en el caso de estar indicado, tiene cierto grado de efectividad.

¿Mi opinión sobre este fármaco? Pues que socava los esfuerzos para promover una vida sana a largo plazo porque perpetúa el mito según el cual la obesidad puede solucionarse simplemente con una píldora. Quien confía en pastillas o similares es probable que desatienda (consciente o inconscientemente) la importancia de escoger un estilo de vida saludable. Un ejemplo: un estudio publicado en la revista *Journal of Human Nutrition and Dietetics* en febrero de 2009 observó que quien tomaba orlistat se permitía consumir más grasa en su dieta que quien no lo tomaba. El equipo de investigadores opinó que el uso de la pastilla podría ejercer efectos negativos sobre la selección de alimentos de los pacientes que la consumen, hecho que reprimiría su eficacia.

La última edición (2009) del libro *Krause Dietoterapia* (que es para los y las dietistas-nutricionistas como una brújula para un explorador) nos da una visión bastante clarificadora sobre este tema:

> En resumen, la farmacoterapia no es la «píldora mágica» para la curación de la obesidad.

Riesgos de la alopatía

Pero también hay que ser crítico con la medicina convencional. Veamos por qué. Si cumples determinados criterios, tu médico puede que te prescriba el fármaco que ha mostrado cierta efectividad en el control del peso corporal (orlistat). Presenta, como todo fármaco, sus efectos secundarios. Para saber cuáles son, tan sólo tienes que leerte su prospecto, así que no los detallaré en este apartado, aunque sí comentaré algunos que no aparecen en él a día de hoy. Tu médico valorará dichos efectos secundarios. Aunque también puede ser que tu médico ni se entere de que lo estás tomando. ¿Por qué digo esto? Porque actualmente puedes comprar orlistat en la farmacia sin receta médica.

Orlistat sin receta

Desde junio de 2009 puedes comprar orlistat sin receta en la farmacia. Llegó con una fuerte campaña publicitaria a sus espaldas. Cada pastilla contiene la mitad de sustancia activa que contiene el fármaco original (el que necesita receta médica). Es el primer caso de un medicamento que al bajar la dosis pasa a ser de venta libre.

Este fármaco, según reza el prospecto, sólo puede tomarlo quien cumpla una serie de requisitos:

- Tener más de 18 años.
- Tener un IMC igual o superior a 28.
- No ser una mujer embarazada.
- Realizar una dieta baja en grasas y ejercicio físico habitual.
- Tomar determinados suplementos vitamínicos.
- No padecer diabetes, arritmias, colestasis o malabsorción crónica.
- No estar tomando anticoagulantes o anticonceptivos.

Así las cosas, corresponde al farmacéutico cribar quién compra este fármaco y asesorarle en su caso. Los farmacéuticos pueden negarse a vender medicamentos que no precisan receta para evitar dañar la salud del comprador. ¿Sucede así? El único estudio publicado hasta la fecha afirma que no. Una investigación llevada a cabo por la Organización de Consumidores y Usuarios (*OCU-Salud* n.º 87) mostró que en el 71 % de las farmacias visitadas por sus colaboradores vendían orlistat a personas que no debían tomarlo.

Además, este fármaco tiene más efectos adversos de los que se esperaba en un principio. Su prospecto contiene actualmente nuevas informaciones de seguridad (que han sido notificadas a los profesionales sanitarios), que se han sumado a la ya de por sí larga lista de contraindicaciones y efectos adversos. Las nuevas informaciones son:

- Contraindicación en pacientes con enfermedad renal.
- Contraindicación en pacientes tratados con levotiroxina (medicamentos como Eutirox, Levothroid).
- Interacción con antiepilépticos.
- Riesgo de producir pancreatitis.

También se sospecha que puede producir daño hepático, aunque este particular está bajo estudio actualmente.

Por otra parte, los beneficios de orlistat son bastante limitados. La pérdida de peso es modesta y temporal. Después de un año sin tomarlo, los pacientes suelen recuperar su peso inicial. Si a esto le sumamos que es un 30 % más caro que el fármaco original, podemos concluir lo mismo que la OCU: Es «inaceptable» la venta de este fármaco sin receta médica. La OCU nos dice algo más: Este medicamento «alimenta la idea (falsa) de que el sobrepeso puede resolverse a base de pastillas».

Orlistat con receta

La información de orlistat no incluye a día de hoy, también según la OCU, los últimos resultados de una investigación llevada a cabo por la Agencia Estadounidense del Medicamento (FDA), que asocia este fármaco a un mayor riesgo de padecer daño hepático grave. Aunque la FDA no aconseja de momento suspender el tratamiento, sí recomienda que se acuda al médico si aparecen síntomas como debilidad, fatiga, orina marrón, piel con color amarillento, náuseas, vómitos y dolor abdominal. Tu médico, afortunadamente, sí conocerá este dato.

En cualquier caso no te alarmes: Los fármacos son sometidos a una evaluación constante de su seguridad por agencias independientes de farmacovigilancia.

«Salud» a base de hierbas o extractos de plantas
(al «natural» o en cápsulas)

Las hierbas son la mar de naturales, razón por la cual deberían «naturalizarnos». La sabia naturaleza, por definición, debe ser mejor que cualquier cosa artificial. Si las bondades de un alga, hierba, semilla, fruta, raíz o similar aparecen escritas en un precioso libro llamado *Los remedios de tu abuela*, y firmadas por alguien que se autoproclama experto en «fitoterapia», deben de ser tan verdad como que una mano cerrada es un puño. Y si vienen en forma de cápsulas pseudofarmacéuticas, con un prospecto de esos que tras leerlos te quedas con *cara de cebolla tierna*, no cabe duda de que algo bueno tendrán. También deben de darnos salud si nos las vende por gramos alguien en bata blanca tras un mostrador con olor a naftalina, indicándonos cosas como:

> Diluye tres cucharaditas rasas de esta hierba en 50 centilitros de agua tibia, deja que repose 27 minutos y 15 segundos, luego cambia el recipiente, añade una cucharadita más, y tómatelo en 16 sorbos. Y, sobre todo, no lo calientes en el microondas.

Nunca he escuchado semejante barbaridad, me la acabo de inventar, pero creo que no se aleja tanto de la realidad. En uno de los divertidos chistes de Forges, un terapeuta, en cuya puerta se puede leer Dr. Galénez, Medicina Alternativa, pregunta a su paciente: «¿Se ha tomado usted las 200 piernas diarias de almejas que le receté?» El paciente contesta: «Sí, pero sólo los primeros 8 meses», a lo que el terapeuta le reprocha: «Así no hacemos nada, caballero». Es el colmo, pero refleja una gran verdad:

Si el paciente mejora, es «gracias» al método alternativo. Si no mejora, es porque no sigue a rajatabla unas instrucciones rocambolescas e incompatibles con la vida y con el sentido común.

¿Podemos o debemos incluir hierbas o plantas «medicinales» en nuestra dieta para mejorar la salud? ¿Qué hay de verdad en la pretensión de que con las hierbas la naturaleza nos da una *ayudita* para que nuestra pauta dietética sea exitosa? Si quieres saberlo, sigue leyendo.

1. *Hierbas y similares para perder peso*

El primer producto que quiero comentar tiene que ver con el apartado de las dietas pobres en carbohidratos, desarrollado en el capítulo 3. El producto se llama *faseolamina* y sirve, dicen, para dificultar que los carbohidratos que tomas (y que engordan *tanto*) los consuma tu cuerpo. Ya he dejado claro que tomar carbohidratos es fundamental para tu salud, pero también para controlar el peso. Pero vamos a ver qué pasa cuando tomas faseolamina, que es actualmente un ingrediente habitual en los suplementos dietéticos destinados al control de peso.

La faseolamina es una sustancia que se extrae de la leguminosa *Phaseolus vulgaris* (judía blanca) y a la que muchos *sanadores* con intereses económicos atribuyen la capacidad de actuar como inhibidor de la enzima digestiva alfa-amilasa. Esta enzima se encarga de descomponer los hidratos de carbono de cadena larga para que puedan ser absorbidos por el intestino. Supuestamente, como la faseolamina interfiere en la digestión de los hidratos de carbono complejos, entrarían menos carbohidratos en nuestro cuerpo y (aplausos) adelgazaríamos cosa fina.

Ya que es un ingrediente relativamente reciente en nuestro mercado, y hay pocos datos en la literatura científica, en la Asociación de Dietistas-Nutricionistas nos tomamos hace poco la molestia de revisar todos los estudios al respecto. Ahí van las conclusiones:

No se han encontrado suficientes estudios en humanos correctamente diseñados que demuestren la eficacia de la faseolamina como suplemento dietético para la pérdida de peso. [...] No parece prudente aconsejar a la población que ingiera suplementos con faseolamina ya que faltan datos sobre su dosificación óptima, así como sobre su efectividad/seguridad a largo plazo en humanos.

Es decir, no está nada claro que sirva para algo y no sabemos si aparecerán efectos secundarios en humanos tras consumirla durante mucho tiempo. Pero lo peor de este tema es, en cualquier caso, que la faseolamina contribuye a echar leña al fuego del falso mito de que los carbohidratos engordan.

Continúo citándote algunos ejemplos de productos que puedes encontrar en las tiendas de dietética, cuya eficacia para perder peso o controlarlo está, según las autoridades médicas de referencia, sin demostrar:

EJEMPLOS DE PRODUCTOS DIETÉTICOS PARA PERDER PESO SIN EFICACIA DEMOSTRADA		
Ácido del hibisco	Efedrina *(ma huang)*	Niacina
Ácido fólico	Fenilalanina	Nomame
Ácido gimnénico	Fenilpropanolamina	Notoginseng
Ácido linoleico conjugado (CLA)	Garcinia cambogia	Picolinato de Cromo
Ajo	Ginkgo biloba	Piridoxina
Arabinosa	Ginseng	Raíz de alisma
Arginina	Glicina	Raíz de *Angelica dahuricae*
Bayas de espino	Glucomanano	Raíz de codonopsis
Benzocaína	Guaraná	Raíz de rehmannia
Cafeína	Hidroxicitrato	Semilla de griffonia
Capsicum	Hidroxitriptófano	Semilla de jujuba
Carnitina	Hierba de San Juan	Té verde
Catequinas	Inulina	Tiamina
Corteza de eucommia	Leucina	Vanadil sulfato
Chitosán	Magnesio	Vitamina B_{12}

El libro de referencia para dietistas-nutricionistas, mencionado anteriormente (*Krause dietoterapia*, 2009), nos aporta un dato todavía más clarificador:

> En la actualidad ninguno de los 50 suplementos para adelgazar cumple los criterios de efectividad para recomendar su uso.

Muchos de estos productos no sólo son inútiles, sino que comportan un riesgo bastante alto para nuestra salud. Si en tu casa tienes cualquier clase de producto que te hayan vendido en una tienda de dietética o similar con la idea de que pierdas esos kilitos que crees (o creen) que te sobran, hazme caso: no lo uses. Esto es lo que aconseja la autoridad de referencia en el tema: la Asociación Americana de Endocrinólogos Clínicos. Lo mismo afirma una sociedad científica a la que pertenezco: el Grupo de Revisión, Estudio y Posicionamiento de la Asociación Española de Dietistas-Nutricionistas. La última *hierba* que hemos revisado está muy de moda, por cierto. Se llama *Hoodia gordonii* y es una planta que guarda parecido con los cactus, aunque pertenece a la familia de las apocináceas. Cobró su fama cuando alguien aseguró que la tribu San de los bosquimanos la usaba como supresor del apetito. La *Hoodia gordonii* aparece hoy en más de seis millones de páginas web y puedes comprarla a la vuelta de la esquina. La pregunta que nos hicimos fue: ¿Cuántos estudios han evaluado los cientos de propiedades beneficiosas que se atribuyen a la *Hoodia*? Y la respuesta fue: Ninguno. Ni se ha evaluado su eficacia, ni tampoco su seguridad. Conclusión: No te arriesgues, no la tomes.

Muchas de las «sólidas» conclusiones de estudios científicos que alegan las personas que te venden estos productos para convencerte se han extraído de estudios en animales, además de estar mal elaborados. Que los ratones de laboratorio adelgacen con no-sé-qué cactus africano de nombre impronunciable, o con un extracto del sudor de una roca volcánica, no tiene por qué convencerte de nada. Porque ni tú eres un ratón ni jamás serías capaz de comerte la dosis de cactus o de sudor de roca que le han obligado a ingerir a la pobre cobaya.

2. *Hierbas y similares para la diabetes*

Pero no sólo las personas que quieren perder peso caen en la telaraña tejida por los terapeutas que pretenden conseguir su «sanación» a base de hierbas o similares. Existen otros dos grupos particularmente vulnerables: las personas con diabetes y las personas con cáncer.

En cuanto a la diabetes (el cáncer lo trataré en el punto siguiente), una encuesta publicada en marzo de 2001 en la revista científica de la Asociación Británica de Diabetes reveló que aproximadamente la mitad de las personas con esta enfermedad estaba tomando suplementos que no necesitan receta médica, y que el 31 % tomaba «medicaciones alternativas». Llama también la atención que el gasto en productos alternativos sea el mismo que el de fármacos prescritos por el médico.

Te estarás preguntando si tomar a la vez un fármaco que te ha prescrito tu médico y un «fármaco alternativo» sin que lo sepa este último será sensato. Pues no, no lo es. Existen múltiples posibles interacciones entre hierbas y fármacos. Además, igual que ocurre en el caso de la obesidad, no hay pruebas claras de su eficacia según las autoridades en diabetes. La revista más importante en diabetes desde el punto de vista médico, *Diabetes care*, publicó en abril de 2003 una revisión de toda la literatura científica sobre este tema y concluyó que no hay evidencias científicas que permitan recomendar «ningún suplemento en particular» para controlar la diabetes. Si padeces de diabetes, revisa la lista que viene a continuación. Yo de ti no tomaría nada de lo que aparece en ella para controlar tu enfermedad.

SUPLEMENTOS DIETÉTICOS SIN EFICACIA DEMOSTRADA USADOS EN EL CONTROL DE LA DIABETES		
Ajo y derivados	Glucomanano	Nopalea (pera espinosa de cactus)
Albahaca	Guandul, gandul, guandú o frijol de palo (*Canjanus cajan*)	Nuez moscada
Albahaca morada (*Ocimum sanctum*)	Gymnema silvestre	Opuntia (género de cactus)
Aloe vera	Hamamelis o avellana de bruja (*Witch hazel*)	Panax quinquefolius
Árbol del curry (*Murraya koengii*)	Jambul (*Eugenia jambolana*)	Pterocarpus marsupium
Caesalpinia bonducella	Jambul o jambolán (*Syzygium cumini*)	Salvia
Canela	Jiangtang kang (crisantemo)	Setas
Clavo	Laurel	Swertia chirayita
Coccinia índica	Levadura de cerveza	Té
Fenogreco (*Trigonella foenumg-raecum*)	Lino	Tecoma
Ficus bengalenesis	Melón amargo (*Momordica charantia*)	Tinospora cordifolia
Ginkgo biloba	Mostaza parda (*Brassica juncea*)	Vinca de Madagascar (*Catharanthus roseus*)
Ginseng americano	Mucuna pruriens, Nim, margosa o lila india (*Azadirachta indica*)	

3. Hierbas y similares para el cáncer

A los pacientes con cáncer o a los que han superado esta enfermedad, también se les persuade, cómo no, para que tomen remedios naturales. Hasta una cuarta parte de las personas con cáncer del Reino Unido los toma, según concluyó un estudio publicado en 2009 en *QJM*, la revista oficial de la Asociación de Médicos irlandeses y británicos. La lista que elaboraron es la que sigue:

REMEDIOS NATURALES SIN EFICACIA DEMOSTRADA TOMADOS EN TRATAMIENTOS ALTERNATIVOS EN PERSONAS CON CÁNCER		
Aceite de onagra o prímula (*Evening primrose oil*)	Essiac (combinación de varias hierbas)	Ñame salvaje (*Wild yam*)
Ajo	Flor de la pasión	Olmo rojo o viscoso (*Slippery elm*)
Aloe vera	Gingko biloba	Palma enana americana (*Saw palmetto*)
Árnica	Ginseng siberiano	Panax ginseng
Cardo lechero/mariano (*Milk thistle*)	Hierba de San Juan	Remedios chinos (ej., té verde)
Cimicifuga racemosa (*Black cohosh*)	Jengibre	Remedios indios
Cúrcuma	Kava	Sello dorado (*Golden seal*)
Equinácea	Muérdago	Valeriana

Las conclusiones del estudio citado vienen a ser las de siempre: Estos productos no son útiles para tratar el cáncer, pero además no está claro que sean seguros, por más que lo crea la población que los toma y, sobre todo, los *sanadores* que los pautan (y, en muchas ocasiones, venden).

No tengas miedo de tomar ajo en tus comidas: para igualar la cantidad de extracto de ajo que contienen los suplementos comerciales de ajo que suelen pautarse a estos pacientes deberías tomar algo así como una ristra de ajos a diario.

4. *Hierbas para la menopausia*

La revista *Menopause* contiene un artículo en su número de septiembre de 2003 cuyo título no podemos pasar por alto: «Revisión sistemática de los productos medicinales a base de plantas para el tratamiento de los síntomas de la menopausia». No me extenderé mucho en esto, porque la conclusión del estudio fue bien simple: No hay evidencias de efectividad en ninguno de los productos medicinales a base de plantas disponibles.

5. *Valeriana y sueño*

¿Quién no se ha tomado una valeriana para dormir? Yo siempre me he preguntado si de verdad funcionaba o era mera sugestión. Dejé de preguntármelo en junio de 2007. La revisión sistemática de la literatura científica publicada por un equipo de investigadores de la Universidad de Washington resolvió mis dudas: «Las evidencias no apoyan la eficacia clínica de la valeriana como una ayuda para dormir o para tratar el insomnio».

6. *Ajo y colesterol*

Hartos de la halitosis de sus pacientes con colesterol elevado, una serie de médicos de la Universidad de Standford quisieron enterrar en 2007 ese maloliente mito popular que relaciona el ajo con el colesterol. Y lo hicieron publicando sus hallazgos en febrero de ese año en *Archives of Internal Medicine*. Tras seis meses de estudio y control de todos los parámetros sanguíneos relacionados con el colesterol y los lípidos sanguíneos en pacientes a los que se obligó a tomar ajo, los autores concluyeron que el ajo ni baja el colesterol ni mejora otros parámetros sanguíneos relacionados con el riesgo cardiovascular. Era de esperar, así que todos bostezábamos mientras lo leíamos. Pero hay algo muy interesante en este estudio, y es el motivo por el que lo saco a colación. En una entrevista, el doctor Christopher D. Gardner, el primer firmante del estudio, dijo:

No puede ser que desayunes un Egg McMuffin [sándwich con huevos, tocino y queso], que comas un Big Mac [hamburguesa con queso y el doble de carne de lo normal] y que creas que por tomarte más tarde un diente de ajo vas a estar a salvo. Así no es como funciona el ajo. El mensaje que tienes que llevarte es que si vas a tomar ajo, tienes que añadirlo al humus [paté de garbanzos muy típico en la cocina árabe] y cómertelo con pan integral, o usarlo en un salteado asiático de hortalizas. Así es como el ajo te beneficia.

Genial. Es como decir a tu hijo: «Cariño, está muy bien que reces para aprobar los exámenes, pero creo que estudiarte los apuntes te sería de más utilidad».

7. *Riesgos de buscar «salud» a base de hierbas y similares*

Desde 1983 hasta 2007, la Asociación Americana para el Control de Venenos ha detallado más de 1,6 millones de casos relacionados con el uso de suplementos «naturales»: 251.799 fueron casos tan graves que requirieron hospitalización. No tengo datos en cuanto a España, pero puede que el panorama no sea muy distinto.

Interacción con fármacos

Según el Ministerio de Salud de Estados Unidos, numerosos productos a base de hierbas pueden *causar* problemas de salud, muchos no son efectivos y algunos pueden interaccionar con determinados fármacos que puedas estar tomando a la vez que el producto con hierbas. ¿Te siguen pareciendo ahora igual de «naturales»?

La interacción con fármacos no es un asunto de poca importancia. Un ejemplo lo tenemos en una situación de riesgo como es el preoperatorio. Ciertos suplementos dietéticos pueden aumentar el riesgo de que te desangres en la operación o afectar a la respuesta de la anestesia, porque el remedio natural interacciona con ella.

En las dos semanas previas a un estudio publicado en 2005 por nuestro Instituto Nacional de Estadística, 6 de cada 10 encuestados había tomado algún fármaco. La cifra de fármacos que ingerimos, además, está en «constante incremento». Dejando de lado reflexiones en torno a esta manía nuestra de sobremedicarnos, las interacciones entre remedios a base de plantas y verdaderos fármacos puede que sean más frecuentes de lo que parece.

Seguridad de las hierbas para adelgazar

Tres investigadores de las Universidades de Exeter y Plymouth, en el Reino Unido, publicaron en mayo de 2005 una revisión sistemática de la literatura científica sobre la seguridad de los suplementos a base de hierbas para perder peso que hubiesen sido sometidos a estudios con un mínimo de rigor. Los mismos autores habían publicado poco antes una revisión en la que mostraban que la efectividad de los suplementos disponibles era más que dudosa. En este caso, su investigación, publicada en *Obesity Reviews*, se centró en los riesgos de los mencionados suplementos. Sus conclusiones fueron:

> Los riesgos hallados son suficientes para inclinar la balanza riesgo/beneficio contra el uso de la mayoría de los suplementos de hierbas para perder peso.

Sorpresas en las hierbas para adelgazar

En diciembre de 2008, la Agencia Estadounidense del Medicamento (FDA's - Center for Drug Evaluation and Research) hizo una investigación de lo más divertida. Al parecer, olieron a chamusquina en el mercado de los productos «naturales» para perder peso. Digo yo que algún investigador de la FDA debió de preguntarse por qué su prima había perdido bastante peso con extracto de alcachofa (por ejemplo), cuando la literatura científica indica abrumadoramente que eso no es posible. Total, que se pusieron manos a la obra.

La FDA compró un montón de productos dietéticos «naturales» o «a base de plantas» en tiendas de dietética, supermercados e internet. Los llevó al laboratorio para analizar su composición y, ¡tachán!, descubrió por qué algunos de ellos funcionan contra todo pronóstico. ¿Quieres saber por qué? Pues porque contienen determinados ingredientes «no declarados en la etiqueta».

La FDA localizó 28 productos para perder peso que contenían ingredientes farmacológicos activos no declarados. Siguió investigando laboriosamente y a principios de 2009 ya había identificado otros 41 productos que también estaban «contaminados».

¿Qué llevaban en su interior estos productos «dietéticos, botánicos y 100 % naturales», además de extractos de plantas con nombres ininteligibles? Siéntate:

- *Sibutramina*. Es un fármaco cuya comercialización se ha suspendido en enero de 2010 porque implica riesgos cardiovasculares superiores a los beneficios que aporta. Pero lo *alarmante* es que los productos dietéticos en cuestión llevaban sibutramina en dosis mucho más altas de lo normal. Multiplica los efectos secundarios y verás qué risa.
- *Rimonabant*. Fármaco no permitido en Estados Unidos, y recién retirado del mercado europeo por duplicar el riesgo de sufrir trastornos psiquiátricos.
- *Fenitoína*. Es un anticonvulsivo (se usa en casos de epilepsia). Puede suponer un problema, sobre todo para los consumidores alérgicos o hipersensibles a la fenitoína.
- *Fenoftaleína*. Es un compuesto químico que hasta 1999 se utilizó como laxante pero que, tras serias sospechas de causar cáncer, se retiró del mercado.

- *Bumetanida*. Fármaco diurético. Los riesgos potenciales asociados al uso de bumetanida incluyen significativas pérdidas de líquido y electrolitos, elevación de las concentraciones de ácido úrico, así como interacciones con otros fármacos, riesgo de hipotensión, etcétera.

El «se busca» se aplica a la siguiente lista, por ahora:

2 Day Diet
2 Day Diet Slim Advance
21 Double Slim
2x Powerful Slimming
3 Day Diet
3 Days Fit
3x Slimming Power Japan
5x Imelda Perfect Slimming
7 Day Herbal Slim
7 Days Diet
7 Diet
7 Diet Day/Night Formula
8 Factor Diet
999 Fitness Essence
BioEmagrecin
Body Creator
Body Shaping
Body Slimming
Cosmo Slim
Eight Factor Diet
Extrim Plus
Extrim Plus 24 Hour Reburn
Fasting Diet
Fatloss Slimming
GMP
Imelda Fat Reducer
Imelda Perfect Slim
JM Fat Reducer
Lida DaiDaihua
Lingzhi 24 Hours Diet
Meili
Meizitang
Miaozi
MeiMiaoQianZiJiao Nang
Miaozi Slim Capsules
Natural Model
Perfect Slim
Perfect Slim 5x
Perfect Slim Up
Phyto Shape
Powerful Slim
ProSlim Plus
Reduce Weight
Royal Slimming Formula
Sana Plus
Slim 3 in 1
Slim 3 in 1 Extra Slim Formula
Slim 3 in 1 Extra Slim Waist Formula
Slim 3 in 1 M18 Royal Diet
Slim 3 in 1 Slim Formula
Slim Burn
Slim Express 360
Slim Express 4 in 1
Slim Fast
Slim Up
Slim Waist Formula
Slim Waistline
Sliminate
Slimming Formula
Slimtech
Somotrim
Starcaps
Super Fat Burner
Super Slimming
Superslim
Trim 2 Plus
TripleSlim
Venom Hyperdrive 3.0
Waist Strength Formula
Zhen de Shou

La palabra inglesa *slim*, que aparece en más de la mitad de estos productos, significa «adelgazar» o «delgado». ¿No es eso inducir a error al consumidor, sabiendo que las evidencias científicas indican que no funcionan? Por supuesto. Pero si a ello le sumamos la *sorpresa* que contienen, el agravio es mayúsculo. Dado que las sustancias «ocultas» podrían causar graves consecuencias para la salud, los responsables de la FDA, no contentos con enviar a los responsables de estos productos una carta avisándoles de su *pecado*, están a punto de imputarles por cargos criminales.

¿Ocurre lo mismo con los productos a base de hierbas que puedes comprar en España, en cuya etiqueta puedas leer también reclamos relacionados con tu peso, con tu salud o con tu dieta? Pues no lo sé. Por ahora nadie se ha tomado la molestia de examinarlo. Ante la duda, y sabiendo que sus componentes no han demostrado efectividad clara en la pérdida de peso, creo que el consejo más sensato es no tomarlos.

¿Y también tienen *sorpresas* los suplementos dietéticos para deportistas? No sólo eso, sino que serían uno de sus máximos exponentes. Según Ron John Maughan, investigador destacado del Comité Olímpico Internacional:

> Muchos de dichos suplementos no confieren aumentos en el rendimiento deportivo o beneficios para la salud, y algunos podrían ser perjudiciales tanto para el rendimiento como para la salud si se toman en dosis altas durante períodos prolongados. Algunos suplementos contienen dosis excesivas de ingredientes potencialmente tóxicos, mientras que otros no contienen cantidades significativas de los ingredientes listados en la etiqueta. Ahora tenemos evidencias, además, de que algunos de los suplementos dietéticos en venta, aparentemente legítimos, contienen ingredientes no declarados en la etiqueta, y que están prohibidos por las regulaciones antidopaje del Comité Olímpico Internacional y de la Agencia Mundial Anti-Dopaje.

Espero que sus palabras (escritas en septiembre de 2005 en el *Journal of Sports Sciences*), sumadas a lo dicho anteriormente, sean suficientes para despertar tus dudas.

Hierbas en niños

Cada vez más padres dan a sus hijos remedios alternativos para curar sus males. Y esto incluye las plantas o hierbas. ¿Por qué? Pues muy sencillo, porque equiparan lo «natural» con lo «seguro». Cuando no es así. La literatura científica seria indica que estos remedios pueden retrasar un diagnóstico importante, interaccionar con un fármaco que sí cura una enfermedad o prolongar, a causa de sus efectos secundarios, la estancia del niño en el hospital,

Un ejemplo: En octubre de 2008 un equipo italiano de oncología mostró cómo muchos de los niños con cáncer atendidos en su unidad tomaban tratamientos alternativos a base de hierbas, sin que el equipo médico tuviera constancia de ello. Los autores del estudio, publicado en *Pediatric Blood and Cancer*, afirmaron que esto puede suponer un menoscabo para la efectividad del tratamiento que sí podría curar al paciente. Pero además alertaron de que el uso de estos remedios expone a los pacientes y a sus familias a la decepción que supone poner sus esperanzas y dinero en tratamientos inefectivos e incluso peligrosos.

El doctor Woolf, profesor del Departamento de Pediatría de la Universidad de Harvard, aconseja a los padres que se plantean usar extractos de hierbas en sus hijos que, antes de hacerlo, se cuestionen los siguientes aspectos:

- *¿Cuál es la titulación sanitaria de la persona que le ha aconsejado el producto?*
  Déjense guiar por expertos y eviten la automedicación. El pediatra de su hijo debe saber qué productos está tomando el niño.

- *¿Tiene usted claro que el producto va a ser beneficioso para la enfermedad que tiene el niño?*
  Las hierbas y plantas pueden ser beneficiosas, pero también pueden ser tóxicas.
- *¿La terapia puede exponer al niño a un riesgo no razonable?*
  A diferencia de los fármacos, los productos a base de plantas no han sido sometidos a pruebas rigurosas por parte de las autoridades sanitarias. Dichos productos pueden contener concentraciones impredecibles de otros ingredientes o de contaminantes.

Puedes encontrar estos datos y otros la mar de interesantes en el número de julio de 2003 de la revista *Pediatrics*.

Finalizo este apartado con una observación. No sé si te has fijado en que en los libros que hablan de terapias naturales a base de plantas casi siempre figura al principio una frase similar a esta:

> El autor y el editor declinan toda responsabilidad en caso de lesión, accidente, pérdida o daño como resultante de aplicar las ideas, información, procedimientos o consejos contenidos en este libro.

No me lo invento. Lo he copiado de dos libros que puedes encontrar en tu librería favorita. Prometer curas con hierbas pero declinar «toda responsabilidad» si algo falla es como darle a un niño de tres años un mechero y un petardo, y afirmar que si pasa algo la culpa es del todo suya.

Hierbas y embarazo/lactancia

Las náuseas afectan hasta a 8 de cada 10 mujeres embarazadas. La mitad de ellas, además, padece molestos vómitos. El estreñimiento afecta a 1 de cada 4 embarazadas, mientras que 2 de cada 3 gestantes padece reflujo esofágico (ardor o quemazón).

Dichos síntomas explican por qué los tratamientos «naturales» a base de hierbas despiertan tanto interés en este colectivo. Las embarazadas creen que son inocuos y que no afectarán negativamente a su salud. Sin embargo, si estás embarazada o quieres estarlo, es mejor que no tomes productos a base de hierbas sin control médico: la percepción de inocuidad de estos productos no se corresponde en absoluto con la realidad, ya que los ingredientes activos de los extractos de plantas son sustancias químicas similares a las de los medicamentos.

El listado de hierbas no seguras en el embarazo que ofrece la Asociación Americana de Dietética en la página siguiente no es precisamente pequeño.

Así, tanto la Asociación Americana de Dietética como la Academia Americana de Pediatría aconsejan a toda mujer gestante no sólo que no tome los preparados a base de hierbas, sino que tampoco abuse de las típicas infusiones (poleos, manzanillas, tés) o, por lo menos, que ingiera la menor cantidad posible.

Nuestra Asociación Española de Pediatría (AEP) tiene constancia de que ya no sólo en el embarazo, sino también durante la lactancia, muchas mujeres toman infusiones que supuestamente aumentarán su producción de leche. Su postura al respecto es clara:

> El efecto sobre la producción de leche es empírico, basado en sensaciones de las madres que las consumen, y es posible que parte del supuesto efecto positivo dependa en realidad de los efectos euforizantes que provocan en las madres.

Es decir, no es que funcionen por sus principios activos, sino porque la madre cree que funciona y le da más el pecho a su hijo (y eso sí que funciona). Pero la AEP nos proporciona dos datos

HIERBAS NO SEGURAS EN EL EMBARAZO SEGÚN LA ASOCIACIÓN AMERICANA DE DIETÉTICA		
Agnocasto	Dong quai	Lúpulo
Agripalma	Efreda	Llantén
Álamo	Enebro	Mandrágora
Alholva	Escutelaria	Manzanilla común
Aloes	Espino	Marrubio
Anémona de los bosques o flor del viento	Espino amarillo	Mate
	Estefania	Matricaria
	Estevia	Meliloto
Angélicas	Eucalipto	Milenrama
Albaricoquero o damasco	Euforbia	Mirra
	Eupatorio o hierba de la fiebre	Muérdago
Asafétida		Ortiga
Aristoloquia	Fárfara o tusílago	Pasiflora
Artemisa	Frambuesa	Poleo-menta
Barba de maíz	Frángula	Rábano picante
Bardana	Fresno espinoso	Raíz de algodón
Boldo	Fucus	Regaliz
Bolsa de pastor	Garra del diablo	Reina de los prados
Borraja	Gayuba	Retama de escobas
Buchú	Genciana	Repollo de zorrillo
Cálamo	Ginseng	Romaza
Caléndula	Gobernadora	Rubarbo
Camedrio	Guaraná	Raíz de la reina
Camomila	Helecho macho	Ruda
Casia, nubia o sen	Heliotropo	Sasafrás
Cimicífuga	Hiedra terrestre	Sauce
Cohosh azúl	Hierba carmín	Sello de oro
Cola	Hierba de la mariposa	Senecio dorado
Consuelda		Sombrerera
Cresta de gallo	Hierba de San Benito	Tanaceto
Crotalaria	Hierba de San Juan	Trébol de agua
Cumarú	Hierba de Santiago	Trébol rojo
Chijol o piscidia	Limón silvestre o manzana de mayo	Yombina
Chilca		Zanahoria silvestre
Chuchupate, levístico	Lirio azul	
Damiana	Lobelia	

más que no pueden dejarte indiferente. El primero es sobre su capacidad de frenar el éxito de la lactancia materna:

> Bastantes de las plantas utilizadas tienen efectos tóxicos que pueden intensificarse con el modo de preparación o la posible contaminación con otras plantas con las que se confunden [...] El gran contenido en flavonoides de muchas plantas, por su potente actividad estrogénica, puede frenar la lactancia, dándose la paradoja de que consumir plantas con pretendidas propiedades galactogogas tenga el efecto contrario: el uso crónico o abuso de preparados de alcachofa, anís, comino, cimífuga, efedra, ginseng, lino, lúpulo, regaliz, romero o zarzaparrilla puede disminuir la producción de leche.

La lactancia materna es capaz de prevenir, según la Organización Mundial de la Salud, más de un millón de muertes infantiles al año. Así que es lógico deducir que cualquier sustancia que pueda «frenar la lactancia» puede aumentar la mortalidad infantil.

El segundo y último dato tiene que ver con su toxicidad:

> Otras plantas contienen productos tóxicos y tomadas en cantidad o tiempo suficiente podrían dañar al lactante, cuando no a la madre: es el caso de alfalfa, amapola, anís estrellado (retirado del mercado español), anís verde, artemisa, boj, boldo, caulofilo, cornezuelo, efedra, eucalipto, fucus, hinojo, hisopo, kava (retirado del mercado español), nuez moscada o salvia.

Puedes leerlo en su libro *Lactancia materna: guía para profesionales*.

Tan sólo me gustaría acabar diciéndote que tú puedes contribuir a romper el falso mito de que las terapias a base de plantas por ser naturales son seguras.

> **CONSEJOS DE LAS AUTORIDADES SANITARIAS**
>
> Si vas a tomar un suplemento a base de hierbas, sigue estas recomendaciones:
>
> - Házselo saber a tu médico o a tu profesional sanitario de referencia, como el dietista-nutricionista.
> - No lo tomes si estás embarazada o quieres estarlo.
> - No lo uses en niños.
> - No dudes en preguntar cualquier cuestión, como las relativas a la dosificación.
> - Lee con lupa las instrucciones de la etiqueta.
> - Si presentas cualquier clase de efecto adverso, contacta con tu médico.
> - Recuerda que «natural» no es sinónimo de «sano». Un ejemplo: la consuelda (*Symphytum officinale*) puede causar serios daños en tu hígado.
> - Ten en cuenta que aunque el fabricante ponga en la etiqueta el término «certificado», la realidad es que actualmente no es sinónimo de calidad o consistencia con la legislación.
> - Ten también presente que los suplementos a base de hierbas pueden contener docenas de compuestos no evaluados en humanos.

¿Medicina Ortomolecular?

Esta terapia resulta un refrito de los enfoques «natural» y «médico». Los suplementos de vitaminas, minerales, fibra y demás sustancias tienen justo el punto medio que todos buscamos: la mezcla entre la naturaleza y la ciencia.

> Basada en el uso de sustancias naturales de una dieta sana rica en vitaminas, minerales dietéticos, enzimas, antioxidantes, aminoácidos, ácidos grasos esenciales, fibra dietética y ácidos grasos intestinales de cadena corta [*sic*], la medicina ortomolecular busca la prevención y el tratamiento de enfermedades.

Busca la prevención y el tratamiento, pero ¿encuentra algo? Determinados promotores de la dieta o medicina «ortomolecular» nos aseguran que su método hace perder grasa corporal y ayuda a «promover la salud». Es una interesante estrategia combinar la palabra «medicina» (que todos asociamos a salud) con otra ininteligible, «ortomolecular», para fundar una moda en la que caen de lleno los consumidores más crédulos.

Cuando un *experto* te explica algo y tú, que eres una mente despierta, no lo entiendes, hay dos posibilidades:

- Que ni siquiera quien habla sepa de lo que habla.
- Que quien habla se exprese de manera retorcida, para que pienses que si no le entiendes es por *tu* falta de conocimientos.

¿Recuerdas las nueve huellas de las dietas fraudulentas de las que te hablé en el capítulo 2? Veamos si se cumplen en este método:

> Esto pasó con la estudiante Larissa Schreiber de Azevedo, de 15 años. En nueve meses de tratamiento ortomolecular, perdió 20 kilos y consiguió evitar dolores en las rodillas.

Vaya, parece que sí, porque, como recordarás, las dietas fraudulentas incluyen relatos, historias o testimonios para aportar credibilidad.

El método ortomolecular presenta, créeme, las nueve huellas de las dietas engañosas, pero no vale la pena describirlas una a una.

La medicina ortomolecular se basa, según la definición del diccionario del Ministerio de Salud Americano, en «el uso de dosis *muy altas* de vitaminas u otras sustancias que están presentes de forma natural en el cuerpo». Sólo en el caso de un déficit de dichas sustancias, correctamente diagnosticado por un médico en toda regla, y a partir de un análisis concienzudo estaría indicado un suplemento de vitaminas, minerales, aminoácidos o sustancias similares. En caso contrario, por más sustancias *ortomoleculares* que te tomes ni vas a mejorar tu salud ni vas a perder peso.

La literatura científica no duda en calificar este método con las palabras «engañoso» y «fraudulento». Si vas a tomarte un suplemento vitamínico o algo similar, sobre todo si viene en grandes dosis, que sea porque te lo ha recetado un médico que sabes que es médico.

Riesgos de la medicina ortomolecular

Como hemos visto, la medicina ortomolecular se basa en «el uso de dosis *muy altas* de vitaminas u otras sustancias que están presentes de forma natural en el cuerpo». Las «otras» sustancias son minerales dietéticos, enzimas, antioxidantes, aminoácidos, ácidos grasos esenciales, fibra dietética y ácidos grasos intestinales de cadena corta [*sic*].

Es inviable revisar en este libro todas estas sustancias. Me centraré sólo en las dos que están más de moda: las vitaminas y los antioxidantes. Seguro que ya sabes qué son las vitaminas, así que obviaré una explicación. Pero puede que no tengas tan claro qué son los antioxidantes.

Los antioxidantes son sustancias con capacidad de bloquear los radicales libres. Los radicales libres son moléculas inestables producidas en nuestro organismo por reacciones metabólicas, desequilibrios alimentarios, radiaciones ionizantes, rayos X, luz ultravioleta, tabaco, e incluso por el propio proceso de envejecimiento. Lesionan la célula disminuyendo su capacidad de producir energía y de sintetizar sustancias necesarias para la vida, e incluso pueden llegar a destruir totalmente la célula, aumentando notablemente el riesgo de padecer cáncer o enfermedades cardiovasculares. Hay un sinfín de antioxidantes, pero los más usados en suplementos son las vitaminas C, E, los carotenoides (como el beta-caroteno) y el selenio. Como ves, hay sustancias que, además de ser vitaminas, actúan como antioxidantes.

Todos los que nos dedicamos a la nutrición estamos de acuerdo en que tomar una dieta con muchos alimentos ricos en vitaminas y antioxidantes previene un gran número de enfermedades y promueve la salud. Y ahora la pregunta del millón: tomar las vitaminas y los antioxidantes en forma de cápsulas ¿tiene el mismo efecto?

En adultos

La revista *JAMA* publicó en 2007 un estudio cuyo título hizo parar el mundo: «Mortalidad en estudios aleatorizados de suplementos antioxidantes para la prevención primaria y secundaria: revisión sistemática y metaanálisis». Todos tragamos saliva. Algo nos decía que los resultados no iban a ser que tomar antioxidantes prevenía la mortalidad, sino más bien lo contrario. Y así fue. El riesgo de morir prematuramente aumenta cuando se toman antioxidantes en forma de comprimidos, según este importante estudio.

Los dos antioxidantes más peligrosos (siempre en forma de suplemento dietético) son precisamente los que tienen más fama de salubridad: la vitamina E y el beta-caroteno.

Una anécdota digna de mención es la que protagonizó Jerome Irving Rodale, uno de los mayores promotores de los milagros dietéticos. Rodale fue entrevistado en televisión poco después de padecer un ataque cardíaco. En la entrevista afirmó que iba a vivir 120 años gracias a los suplementos de vitamina E. Murió instantes después.

¿Y los multivitamínicos? Pues tampoco se quedan mancos: un estudio publicado el mismo año por el equipo del doctor Lawson, del Instituto Nacional del Cáncer (Estados Unidos), observó que los varones que tomaban *altas* dosis de multivitamínicos presentaban un mayor riesgo de morir por cáncer de próstata.

Puede que te interese saber que pueden presentarse otros efectos adversos cuando alguien toma *altas* dosis de vitaminas.

Los listó en diciembre de 2006 un equipo de investigadores en la revista *Journal of the American Dietetic Association*:

- Dolor abdominal.
- Problemas con la presión sanguínea.
- Náuseas.
- Vómitos
- Diarrea.
- Vértigo.
- Alergia.
- Picor.
- Sarpullidos.

Si los comités de expertos en vitaminas se toman la molestia de evaluar en humanos cuál es la cifra a partir de la cual una vitamina puede presentar efectos adversos para la salud, no parece muy conveniente saltarse dicha cifra. Tienes la lista a continuación.

LÍMITES MÁXIMOS DIARIOS DE INGESTA DE VITAMINAS EN ADULTOS							
	Vit. A (mcg)	Vit. C (mg)	Vit. D (mg)	Vit. E (mg)	Niacina (mg)	Vit. B_6 (mg)	Folato (mg)	Colina (g)
19-70 años	3.000	2.000	50	1.000	35	100	1.000	3,5

mcg = microgramos (también se escribe µg); mg = miligramos

Importante: No es la cantidad diaria recomendada sino la cantidad que no se debe superar.

En niños

Investigadores de la Facultad de Medicina de la Universidad de California Davis observaron en febrero de 2009, tras evaluar a 10.828 niños y adolescentes, que casi 4.000 de ellos tomaba suplementos de vitaminas. ¿Les hacía falta tomarlos? Pues según sus cálculos, publicados en *Archives of Pediatrics & Adolescent*

Medicine, no les hacía maldita la falta. Salvo raras excepciones, los suplementos de vitaminas en niños sólo están indicados en menores con problemas como enfermedades crónicas, claros desórdenes alimentarios o desnutrición debido a la pobreza.

Con las vitaminas es totalmente válida la alocución latina «*primum non nocere*», es decir, lo primero que tiene que cumplir cualquier sustancia que ingiera el ser humano es no causar perjuicio. Y las vitaminas *pueden* causar perjuicios. Exceder las recomendaciones de vitaminas, sobre todo en menores de cuatro años, puede ocasionar desde vómitos hasta problemas más serios como daño hepático o renal.

Pero vivimos acongojados pensando que si no añadimos al menú de nuestro retoño 14 vitaminas y 10 minerales, crecerá desnutrido. Es un error evitable si sabemos que los niños son perfectamente capaces de equilibrar sus dietas si les ofrecemos alimentos saludables, si predicamos con el ejemplo y si somos conscientes de que los distintos grupos de alimentos comparten propiedades nutricionales (es decir, la vitamina C no sólo está en las naranjas, y la vitamina A no sólo está en las zanahorias). Ni los suplementos vitamínicos, ni los alimentos enriquecidos en vitaminas tienen nada que envidiar a una dieta equilibrada.

Los recién nacidos deben recibir un suplemento de vitamina K. Si se exponen poco al sol, conviene darles un suplemento de vitamina D.

Los niños vegetarianos deben recibir suplementos de vitamina B_{12}.

Por lo demás, mientras que nuestros hijos no presenten una enfermedad *correctamente* diagnosticada o vivamos en la pobreza, no debemos preocuparnos más que por:

- Tener alimentos saludables en casa.
- Predicar con el ejemplo comiendo saludablemente.
- Evitar prohibiciones u obligaciones fuera de toda lógica.

LÍMITES MÁXIMOS DIARIOS DE INGESTA DE VITAMINAS EN NIÑOS Y ADOLESCENTES								
	Vit. A (mcg)	Vit. C (mg)	Vit. D (mg)	Vit. E (mg)	Niacina (mg)	Vit. B_6 (mg)	Folato (mg)	Colina (g)
0-6 meses	600	SD	25	SD	SD	SD	SD	SD
7-12 meses	600	SD	25	SD	SD	SD	SD	SD
1-3 años	600	400	50	200	10	30	300	1
4-8 años	900	650	50	300	15	40	400	1
9-13 años	1.700	1.200	50	600	20	60	600	2
14-18 años	2.800	1.800	50	800	30	80	800	3

mcg = microgramos (también se escribe µg); mg = miligramos; SD = sin datos.

Importante: No es la cantidad diaria recomendada, sino la cantidad que no se debe superar.

En embarazadas y lactantes

Me encantaría tener la certeza de que todas las embarazadas son personas responsables y sensatas que por nada del mundo se tomarían un suplemento sin supervisión médica. Pero no es así. Muchas de ellas lo hacen. Y toman ingentes cantidades de café, fuman y beben alcohol (algo totalmente contraindicado). Nada menos que el 25 % de las españolas sigue fumando durante el embarazo. Y la mayoría de las que dejan de fumar durante la gestación retoma el hábito en la lactancia. Una encuesta de la Generalitat de Cataluya reflejó que casi 3 de cada 4 madres que abandonaron el tabaco en el embarazo volvieron a fumar tras el parto, es decir, en la época de lactancia. Un paréntesis: No es bueno que el bebé sea fumador pasivo, y conviene convertir el hogar en un lugar libre de humo, pero es preferible que las mujeres fumadoras den el pecho que, por miedo a los efectos del síndrome de abstinencia o a que su leche contenga sustancias tóxicas, renuncien a la lactancia natural. La leche materna protege de las infecciones al lactante y contrarresta los efectos perjudiciales del humo del tabaco, según la Asociación Española de Pediatría.

Pero volvamos a las vitaminas. Los suplementos vitamínicos, sobre todo si contienen vitaminas A o D en dosis altas, pueden ser altamente perjudiciales para el feto. En este caso más que nunca se impone el criterio médico antes de ingerir cualquier sustancia, por más «natural» que parezca. La Asociación Americana de Dietética, referente mundial en nutrición humana, indica claramente a las embarazadas que vigilen de cerca los suplementos vitamínico-minerales que ingieren al margen de los mandatos de su ginecólogo o dietista-nutricionista. ¿Cuáles son dichos mandatos? Todas las embarazadas deberían tomar un suplemento de ácido fólico (400 microgramos/día). Se aconseja, también, que tanto las embarazadas como las lactantes tomen 200 microgramos de yodo al día en forma de suplemento. Las mamás vegetarianas deberían tomar 10 microgramos diarios de vitamina B_{12}.

Dejando de lado estas particularidades, ni las embarazadas ni las lactantes deberían superar los límites máximos de ingesta, mostrados a continuación.

LÍMITES MÁXIMOS DIARIOS DE INGESTA DE VITAMINAS EN MUJERES EMBARAZADAS Y LACTANTES								
	Vit. A (mcg)	Vit. C (mg)	Vit. D (mg)	Vit. E (mg)	Niacina (mg)	Vit. B_6 (mg)	Folato (mg)	Colina (g)
Embarazadas de 14-18 años	2.800	1.800	50	800	30	80	800	3
Embarazadas de 19-50 años	3.000	2.000	50	1.000	35	100	1.000	3,5
Lactantes 14-18 años	2.800	1.800	50	800	30	80	800	3
Lactantes 19-50 años	3.000	2.000	50	1.000	35	100	1.000	3,5

mcg = microgramos (también se escribe μg); mg = miligramos.

Importante: No es la cantidad diaria recomendada, sino la cantidad que no se debe superar.

Súper Ratón

Afortunadamente, la última evaluación de nuestra ingesta de suplementos de vitaminas y minerales indica que sólo un 3,8 % de los españoles los toman. Pero este dato es de 1999. Como cada vez nos *americanizamos* más, es muy probable que actualmente esta cifra sea bastante superior.

Exagerando un poco, en Estados Unidos hasta el aire está suplementado con vitaminas. Como el exceso de vitaminas se elimina por la orina y va a parar a la alcantarilla, a estas alturas las ratas americanas deben de tenerlo fácil para cumplir los mandatos de Súper Ratón, el personaje de dibujos animados que decía aquello de: «No olviden supervitaminarse y superminerarlizarse». Espero que no ocurra lo mismo en España.

5

Ocho riesgos comunes a todas las dietas o métodos fraudulentos

> Debe puntualizarse de forma repetida que la nutrición es una ciencia, no una ideología política o religiosa.
>
> WILLIAM T. JARVIS
>
> Todos los cerebros del mundo son impotentes contra cualquier estupidez que esté de moda.
>
> JEAN DE LA FONTAINE

Está de moda ponerse a dieta o usar métodos «alternativos» para mejorar nuestra salud. Así, de la misma manera que nos vemos casi obligados a renunciar a la forma de vestir que lucíamos orgullosos el año pasado, también tenemos que encontrar, para asumirnos como seres sociales, la dieta de moda o el complemento alimenticio milagroso de turno. Una vez detectada la moda dietética de este año, nos sumergimos en ella durante unos dos meses. Son datos aportados por la doctora Rosa María Ortega, profesora titular del Departamento de Nutrición de la Universidad Complutense de Madrid, en el libro *Nutrición en la población femenina: desde la infancia a la edad avanzada*. Esta mala costumbre ahuyenta la posibilidad de que realicemos cambios permanentes en nuestra manera de alimentarnos o de que adoptemos una disciplina correcta en lo que respecta a nuestros hábitos de vida. ¿Te parecería sensato cambiar cada dos meses el método de adiestramiento de un león de circo? Yo diría que hacerlo acabará en mordisco. Para renunciar a la peligrosa costumbre de cambiar de alimentación como cambiamos de camisa, hemos de asumir que dicha moda es «pan para hoy y hambre para mañana». Veamos cuáles son los riesgos que comparten las dietas o métodos fraudulentos.

1. CONFIAR TU SALUD A PERSONAS NO CUALIFICADAS

Un avión de pasajeros se estropea poco antes de despegar. Casualmente, se presenta en el aeropuerto un hombre vestido de mecánico que se ofrece a repararlo y al que llamaremos Patricio.

Patricio afirma que tiene gran destreza en reparaciones complejas y mientras trabaja (con unas herramientas estrafalarias), expone abiertamente ante cualquiera que esté dispuesto a escucharle que la mayor parte de los accidentes aéreos ocurren *por culpa* de métodos obsoletos en el ensamblaje de las piezas del avión. Él ofrece un *nuevo* método, *infalible* según sus teorías y su dilatada *experiencia,* que pondrá fin a este «grave error histórico».

Comprobemos su currículo y, a partir de estos datos, decidamos si nos subiríamos a un avión *reparado* por Patricio.

- *¿Dónde obtuvo la titulación de mecánico?* No tiene titulación, pero afirma que lleva veinte años «estudiando e investigando» sobre el tema.
- *¿En qué se basan sus teorías?* En realidad, sólo retoca las piezas con unas herramientas diseñadas por él mismo, convencido de que es lo mejor. Pero sus teorías no tienen un fundamento lógico desde la perspectiva de la ingeniería aeronáutica.
- *¿Cuántos aviones ha reparado con éxito?* Nadie lo sabe. Él afirma tener *mucha* experiencia, pero lo cierto es que cuando Patricio ha acabado de reparar un avión, cobra su tarifa, y se olvida del tema.
- *Los aviones que pasan por sus manos ¿siguen volando bien al cabo de unos años?* Depende. Si llega a tiempo un verdadero ingeniero en aeronáutica para enmendar sus errores, los aviones pueden volver a volar correctamente. Pero

como el avión haya sufrido muchas reparaciones de Patricio u otros *expertos* como él, es bastante difícil que vuele bien de nuevo.

Y así sucede con la dietética y nutrición. Cualquiera se atreve a crear una nueva teoría dietética y aplicarla a la población, olvidando que si una alimentación equilibrada da salud, una alimentación desequilibrada puede ser muy perjudicial. Si existen carreras universitarias llamadas «Medicina y ciencias de la salud» o «Nutrición humana y dietética» será por algo, digo yo.

2. Aprender conceptos erróneos

Mauricio quiere trabajar como profesor de autoescuela, pero no le apetece sacarse el título. Además está convencido de que él solo puede aprender todo lo que necesita para ejercer este trabajo. Así que durante un mes se dedica a observar al resto de los conductores y a tomar notas. Con esto elabora un temario y decide que ya es «profesor».

En su temario hay algunas observaciones acertadas, pero también expone otras que no lo son. Por ejemplo, mientras que el Código de Circulación vigente afirma que ante un semáforo en ámbar hay que detener el coche, Mauricio dice que «hay que acelerar». ¿Por qué llega a esta conclusión? Pues porque según sus observaciones del comportamiento humano al volante, la mayor parte de los conductores pisan el acelerador en cuanto ven un semáforo en ámbar. Su observación es rigurosamente cierta, pero también lo es que el comportamiento humano es la principal causa de accidentes de tráfico, así que como el método empírico que ha utilizado Mauricio es parcial y erróneo, su conclusión también lo es.

Si Mauricio consigue finalmente ser profesor, desenseñará a sus alumnos. «Pero oiga, ¿no había que parar?» «No, hombre, no, tú acelera. Mira, lo dice aquí, en mi temario.»

Mauricio no es un experto en el tema, por más que él se lo crea, y por tanto no es de extrañar que haya metido la pata.

En un divertido foro leí los comentarios de un participante anónimo que indicaba, en tono irónico, los aspectos positivos de acelerar ante un semáforo en ámbar: «Habrá más empleo para conductores de ambulancias, policías, enfermeros, médicos, chapistas, mecánicos y peritos de compañías aseguradoras». Tristemente cierto.

¿Ocurre lo mismo con la dieta? ¡Y tanto! Un ejemplo muy típico: Imagínate que una persona con obesidad y otra delgada comparten mesa en un restaurante. Seguramente la persona con exceso de peso comerá más cantidad de alimentos que la persona delgada.

Si un espectador externo sin suficiente formación quisiera extraer una lección de lo que está observando, es probable que llegue a la conclusión de que la persona obesa ha llegado a esa situación *por culpa* de comer por encima de sus necesidades. *Observa* que toma más calorías que la persona delgada y concluye, de manera simplista, que está obesa porque ingiere muchas calorías.

Pero es probable que suceda justo al revés: Por culpa de padecer obesidad (algo que escapa a su control y de lo que muy probablemente no es responsable), esa persona ingiere más calorías que la delgada. Tiene que mantener un cuerpo que consume más energía que el de la persona delgada, así que lo normal es que su apetito sea superior.

Un terapeuta despistado culpabiliza a la persona obesa de forma explícita («¿Cómo no va a tener sobrepeso con las raciones que se mete?») o implícita («El tamaño de las raciones que ingiere es muy grande, le aconsejo que las disminuya»). Un terapeuta de verdad jamás culpabiliza.

Pero además, el falso sanador mezcla consejos acertados («Haga más deporte y no fume») con consejos desatinados («Haga una semanita de saludable ayuno terapéutico, seguida de una exclusión de los carbohidratos») y deja desorientado al paciente.

Un verdadero profesional sanitario evalúa cada caso de forma individualizada, teniendo en cuenta múltiples parámetros de la salud, e intenta que sus pacientes aprendan a alimentarse correctamente, hagan ejercicio físico acorde con sus capacidades, y lleven un estilo de vida saludable. Y todo esto sin aplicar conceptos erróneos.

3. Perder peso rápidamente

Con algunos de estos métodos puede que pierdas peso de manera rápida. Pero ya sabes que eso no te conviene en absoluto. Es mejor que mantengas una pérdida pequeña de peso a largo plazo a que pierdas mucho peso rápidamente. Existen varios motivos relacionados con tu salud, pero el principal es que no podrás mantener dicha pérdida, por más que te esfuerces.

Como hemos visto en el capítulo 3, cuando tu cuerpo detecta una rápida pérdida de kilos enciende un piloto rojo de alerta. Este piloto sólo se apaga cuando has recuperado los kilos que perdiste y te has llevado alguno más por si acaso. Perder peso rápidamente es como pedir un préstamo a un usurero. Estará al acecho hasta que le devuelvas lo que es suyo, pero con un interés estimado muy al alza.

4. Evitar o demorar la búsqueda
de un tratamiento indicado en tu caso

Hace poco entré en una tienda de dietética para comprar un paquete de pasta integral. Había cola y tuve que esperar mi turno. Delante de mí, una señora mayor explicaba a la dependienta, con lágrimas en los ojos, que tenía cáncer. La dependienta con bata blanca le preguntó qué síntomas padecía. La mujer dejó de llorar y le contó los detalles de sus dolores, molestias y desazones. Y eso le sentó bien. Seguramente, su oncólogo (el médico especialista en cáncer), debido a la saturación de pacientes a los que tiene que atender, nunca dedicó tanto tiempo a escucharla. Pero también es cierto que el oncólogo no es un vendedor; en cambio, el interés de la dependienta puede deberse tanto a una capacidad empática envidiable como a un burdo interés económico. En este caso concreto yo diría que lo que primó fue el último supuesto, porque tras unos minutos de paciente escucha, la dependienta entró en la trastienda y salió con todo un surtido de productos «naturales».

Yo pensé lo que vengo describiéndote en este libro: que estos productos no sólo son inútiles para el cáncer, sino que algunos pueden tener efectos secundarios. Además temí por la mujer, ante la posibilidad de que los productos que iba a comprar interaccionasen con los fármacos que sin duda estaría tomando.

No sé si en mi cara se reflejó una expresión muy rara, el caso es que la dependienta miró el surtido de productos, frunció las cejas y dijo a la mujer:

> ¿Verdad que va a dejar de lado la quimioterapia y todo lo que le diga el oncólogo?

Juro que esto fue así, tal y como te lo cuento. Lo dijo en voz alta delante de todos los clientes. De la experiencia saqué dos conclusiones: 1. la pasta integral debería estar en todos los supermercados, así me evitaría tener que escuchar semejantes barbaridades; y 2. esa tienda de dietética puede suponer un riesgo para la salud.

Si tienes cáncer, si de verdad te sobra peso, si sufres una hipertensión que pone en riesgo tu vida, si padeces una apendicitis aguda, si presentas unos síntomas que cuadran con la diabetes, o si tu corazón o cualquier otro órgano vital hace cosas raras, ponerte en manos de elementos que elevan a categoría de ciencia lo primero que les viene a la cabeza implica «evitar la búsqueda de un tratamiento indicado». Es decir, demoras el tratamiento que te curaría o que evitaría que el mal siguiese creciendo.

5. Pensar que si uno es bueno, diez será mejor

Este es un riesgo común a la medicina ortodoxa y a la alternativa. Pero en la ortodoxa es menos frecuente. Cuando un médico prescribe a un paciente un antibiótico cada ocho horas, es raro (aunque no imposible) que el paciente se atreva a tragarse tres pastillas cada cuatro horas. Sobre todo porque el listado de efectos potencialmente adversos que figura en los prospectos de los fármacos tradicionales tiende a ser enciclopédico, y asusta al más valiente. En cualquier caso, si alguien se atreviera a hacerlo, los efectos secundarios no tardarían en aparecer.

Lo mismo puede suceder con las hierbas, comprimidos naturales, pócimas y demás brebajes insuficientemente documentados: aunque aparentan ser seguros, presentan efectos secundarios. Tomar uno tiene sus riesgos. Tomar diez multiplica sus riesgos por diez. El paciente piensa: «Como no tienen efectos secundarios, pues me tomo el doble y su efectividad aumentará».¿Qué tiene de malo comer mucha alcachofa? Pues nada. Pero tomarse comprimidos en cuya caja aparece una foto de una alcachofa es harina de otro costal.

También pueden dar falsa sensación de *seguridad* algunas dietas o patrones dietéticos «de moda», lo que provoca que mucha gente se tome demasiado a rajatabla sus peligrosas afirmaciones.

Si no hay profesional sanitario al que acudir o si no existe prospecto alguno, las posibilidades de error aumentan. Y digo «error» porque, como hemos visto en los dos capítulos anteriores, los métodos alternativos presentan notables riesgos. Confiar en exceso en los poderes de estos métodos es como jugar con fuego.

6. Desatender la importancia de una vida sana

Cuando una terapia alternativa funciona es por su capacidad para convencernos de las bondades de no fumar, no tomar alcohol, hacer ejercicio o comer productos integrales. Pero también es verdad que, en muchas ocasiones, sucede lo contrario. Quien está tomando un complemento alimenticio o siguiendo una dieta alternativa cuyas promesas de salud son gloriosas puede confiar tanto en ello que no vea la necesidad de cambiar su estilo de vida. Inconscientemente puede pensar: «Ya tengo este comodín de salud, así que no hace falta que coma fruta o que deje de fumar».

Si todo el tiempo que dedicamos a las terapias alternativas sin base científica lo dedicáramos a hacer deporte, a aprender a cocinar sano y sabroso o a informarnos en fuentes fidedignas, otro gallo nos cantaría.

SOBRE EL CENTRO NACIONAL PARA LA MEDICINA COMPLEMENTARIA Y ALTERNATIVA (ESTADOS UNIDOS)

En Estados Unidos existe un centro, financiado con dinero público, para investigar sobre las terapias alternativas, llamado National Center for Complementary and Alternative Medicine (NCCAM). En diciembre de 2009, el doctor Gonzalo Casino expresaba en la revista *Jano* esta opinión acerca de dicho centro:

> Muchos creen que lo mejor que se puede hacer con este centro es cerrarlo y dedicar su presupuesto a temas más importantes para la salud [...]. Lo que está claro es que los 800 millones de euros gastados por el NCCAM en esta década han servido más para desautorizar estas terapias que para avalarlas.

---

7. Renunciar a otras cosas importantes

Muchas de las dietas *mágicas* pretenden que hagamos tal clase de malabares con los alimentos que resulta del todo incompatible con el hecho de compartir una mesa con la familia o con los amigos. Las dietas de eliminación, especialmente las que son extensas, pueden restringir muchas actividades sociales, causar aislamiento y favorecer la aparición de cuadros de ansiedad originados por la imposibilidad de comer de todo y la necesidad de revisar cuidadosamente el etiquetado de los alimentos.

No renuncies al placer de alimentarte ni a la ilusión de convertir tu mesa en un acto social.

8. Malgastar tu tiempo y tu dinero

¿Te sobra tiempo y dinero? Probablemente no. Pues entonces no lo malgastes en métodos que no han demostrado suficientemente su eficacia y que pueden poner en riesgo tu salud.

Los españoles despilfarramos unos 2.500 millones de euros al año en promesas dietéticas infundadas. Y esta tendencia se incrementa año tras año.

En Estados Unidos la cifra alcanza hoy los 50.000 millones de dólares anuales (unos 35.000 millones de euros). William T. Jarvis afirmó en 1983, en referencia a los engaños dietéticos, algo que sigue siendo totalmente vigente: «Matan, enferman y roban con tanta sutileza que pocas víctimas reconocen serlo».

No tires tu dinero ni malgastes tu tiempo.

RECOMENDACIONES FRENTE A LAS DIETAS FRAUDULENTAS

1. No intentes perder peso con tratamientos farmacológicos sin registro oficial.
2. No te automediques.
3. No compres productos para perder peso a través de internet.
4. No sigas un tratamiento si no está especificado en él su composición ni dosificación.
5. No uses fórmulas magistrales (cápsulas mágicas) en las que se mezclen distintos compuestos. Están prohibidas por ley las asociaciones de dos o más principios activos para tratar la obesidad, así como los extractos de órganos o glándulas de origen humano o animal.
6. Desconfía de los tratamientos que prometen grandes resultados sin esfuerzo o sin dieta.

¿BORRAS LOS MAILS QUE QUIEREN VENDERTE PRODUCTOS PARA ADELGAZAR?

Uno de cada cinco adolescentes con sobrepeso ha sido víctima de mails que prometen pérdidas de peso notables a base de productos para adelgazar. Seguro que sabes a qué mails me refiero. Son esos típicos correos que cualquier gestor de correo electrónico clasificaría instantáneamente como «spam» o «correo basura». ¿A que parece increíble? Pues es cierto. Joshua Fogel, uno de los investigadores del estudio que sacó a la luz este dato, explicó a los periodistas que le entrevistaban:

> Me quedé estupefacto. No me esperaba que tanta gente comprase estas cosas.

El estudio, publicado en enero de 2010 en la revista *Southern Medical Journal*, mostró que en Estados Unidos un 42 % de los adolescentes con sobrepeso abría esta clase de correos electrónicos, y que más del 18 % compraba los productos que se anunciaban en ellos. Las cifras eran notablemente inferiores en los adolescentes sin sobrepeso, pero resultaban igual de alarmantes.

Recuerda que abrir o comprar productos que te anuncie un correo electrónico pone en riesgo tu ordenador (porque es una entrada de virus de todo tipo), tu bolsillo (suelen ser productos caros), pero sobre todo tu salud. Estos productos no sólo no han demostrado efectividad, sino que implican serios peligros. Pueden contener sustancias que pongan tu presión sanguínea por las nubes, que te produzcan palpitaciones cardíacas o que afecten a tu sistema inmunitario reduciendo tus defensas.

6

No más dieta

> El nacimiento de la ciencia fue la muerte de la superstición.
>
> THOMAS HENRY HUXLEY

> No es que piense que yo tenga razón y los demás sean idiotas, simplemente no creo que los demás tengan razón y yo sea idiota.
>
> DOCTOR GREGORY HOUSE, en *House*

LIMPIAR LA COCINA ANTES DE EMPEZAR A COCINAR

Algo me dice que habrás empezado el libro por esta página. No te culpo, creo que yo habría hecho lo mismo. Precisamente por eso no me gustaría que siguieras leyendo sin antes recordarte unas cuantas ideas importantes de los capítulos anteriores. ¿Es necesario? Yo creo que sí. Me explico: seguro que estás de acuerdo conmigo en que lo primero que tiene que hacer todo buen cocinero antes de poner sus manos en la masa es dejar la cocina bien limpia. Cocinar encima de un galimatías de cacharros, suciedad y malos olores nunca da buenos resultados. La paella tendrá restos del puré de espinacas, y la pimienta irá a parar a la macedonia. Y eso, si no se contamina algún alimento por la falta de higiene. Del mismo modo, no puedes pretender que se asienten en tu mente una serie de conocimientos sobre la dietética sin antes haberla depurado de todo un listado de conceptos erróneos. Como la mayoría de edad se obtiene a los 18 años, lo resumo en 18 puntos. Léelos; cuando los tengas bien aprendidos, podrás enfocar tu alimentación con toda la madurez que requiere el tema.

- No te creas nada. Y eso incluye, por supuesto, este libro. Estudia por tu cuenta y fíate sólo de lo que cuadre con tu lógica. El sentido común está bien, pero está mejor todavía el sentido crítico.
- Es necesario que sepas distinguir entre un documento juicioso de uno escrito por alguien que busca su promoción personal o engrosar su cuenta bancaria. Busca documentos consensuados por colectivos de expertos en el tema.
- Los alimentos por sí solos tienen una importancia relativa en tu salud. Es la dieta equilibrada en conjunto la que disminuye tu riesgo de padecer enfermedades.
- La alimentación equilibrada, pese a que mejora tu salud y previene muchas enfermedades, no hace crecer pelo donde no lo hay, no blanquea unos dientes grisáceos y no te convierte en atleta de élite. Los milagros sólo existen en Hollywood.
- Cuando escuches o leas una tesis asombrosa relativa a la dietética, recuerda esta frase de Carl Sagan: «Las afirmaciones extraordinarias requieren evidencias extraordinarias».
- Tu dieta es perfectamente capaz de cubrir las recomendaciones establecidas para proteínas, carbohidratos y grasas. No necesitas comprar ni aminoácidos, ni suplementos de fibra ni omega-3 para disfrutar de mejor salud.
- Tampoco te hace falta tomar un suplemento con 14 vitaminas y 15 minerales para cubrir tus requerimientos de dichos nutrientes.
- Un exceso de vitaminas y minerales deriva en efectos adversos. No excedas las recomendaciones. Esto es particularmente importante en niños y embarazadas.
- Es probable que la dieta macrobiótica te aporte más riesgos que ventajas.
- Someterse a regímenes «desintoxicantes» es subirse en una cuerda floja. Pero sin red.

- Lo «natural» no suele ser sinónimo de lo «sano». La cocaína, el tabaco y el alcohol son tan naturales como una hierba que se llame «manzanilla» (que, en exceso, puede causar hemorragias) o «cola de caballo» (cuyo exceso puede dañar el cerebro y el sistema nervioso).
- Los suplementos a base de hierbas pueden contener docenas de compuestos no evaluados en humanos e interaccionar con un fármaco que estés tomando.
- Los remedios a base de plantas no siempre son «seguros». Como sabes, la mayoría de los fármacos contienen un listado de posibles efectos secundarios y contraindicaciones. Pues bien, muchos de esos medicamentos tienen su origen precisamente en el extracto de algunas plantas.
- La medicina alternativa presenta ventajas (se atiende mejor al paciente), pero también desventajas (sus métodos no suelen basarse en pruebas demostradas de eficacia).
- Si escoges la medicina alternativa, no dejes de lado la tradicional.
- Los españoles gastamos muchísimos euros en productos fraudulentos, métodos inútiles o dietas que producen desequilibrios. Deberíamos dejar de hacerlo.
- No puedes aprender a comer bien comiendo mal. Para aprender a montar en bicicleta tienes que subirte en ella. Así que *súbete* a tu dieta saludable desde hoy y olvídate de las dietas de moda.
- Cambiar unos hábitos que tenemos establecidos desde hace años no es tarea fácil. Requiere su tiempo. Tómatelo con perseverancia, pero con calma, y huye de las propuestas que te vendan éxito con rapidez y comodidad.

¿NOS VAMOS A MORIR IGUAL?

Creo que todos los que nos interesamos por la dietética y nutrición hemos tenido que oír alguna vez la frase «De algo hay que morir, ¿no?». Es el argumento que utiliza quien quiere perpetuar ciertos malos hábitos de alimentación o de vida. Pese a que nunca me enfrento a este tipo de afirmaciones, me dan ganas de emular a Sócrates y responder con estas dos preguntas:

1. «¿Has paseado alguna vez por la planta de enfermos crónicos de un hospital?».
2. «¿Se ha muerto alguien joven que conozcas por una enfermedad evitable?».

El epidemiólogo Walter Willett es en buena medida el responsable de que se me ocurran estas preguntas. Willett es el segundo autor más citado en la literatura médica de las últimas décadas (después de Meir Stampfer, con quien coordina el Departamento de Nutrición de la Universidad de Harvard). Pues bien, este referente mundial en medicina escribió lo siguiente en la revista *Public Health Nutrition* (2006):

> Nuestros análisis sugieren que más del 80 % de las enfermedades coronarias, el 70 % de los derrames cerebrales y el 90 % de las diabetes tipo 2 se pueden evitar no fumando, realizando habitualmente actividad física y mediante una selección de alimentos saludables que concuerden con la dieta mediterránea tradicional.

Nuestra Asociación Española Contra el Cáncer añade a los cálculos del Departamento de Nutrición de Harvard que 7 de cada 10 muertes por cáncer son evitables. ¿Cómo? Pues, de nuevo, dejando de fumar, haciendo ejercicio y alimentándonos bien. Así que podemos prevenir la inmensa mayoría de las enfermedades crónicas, enfermedades que se llevan a la tumba a tanta gente tras años de padecimientos. O sea, que ya tenemos respuesta a la pregunta: ¿Nos vamos a morir igual? Pues no, nos vamos a morir distinto.

No será para tanto

Hemos visto que la mayoría de las enfermedades pueden prevenirse con una combinación de ejercicio, abstinencia de tabaco y alimentación saludable. Veamos primero la diferencia entre comer sano y no hacerlo.

1. *Diferencia entre comer sano y no hacerlo*

Al menos 2,7 millones de muertes al año *están causadas por* un bajo consumo de frutas y hortalizas, según la Organización Mundial de la Salud (OMS). Dichos datos revelan que, a nivel mundial, la baja ingesta de frutas y hortalizas *causa* aproximadamente:

- Un 19 % de los cánceres gastrointestinales.
- Un 31 % de las cardiopatías isquémicas.
- Un 11 % de los derrames cerebrales.

La OMS concreta más todavía y añade que una ingesta diaria de un mínimo de 400 gramos de frutas (sin incluir los zumos) y hortalizas previene:

- La obesidad.
- La enfermedad cardiovascular.
- El cáncer.
- La diabetes tipo 2.

La enfermedad cardiovascular, el cáncer y la diabetes tipo 2 no pueden resultarte extrañas, porque causan nada menos que 2 de cada 3 muertes en Occidente.

La Agencia Internacional de Investigación del Cáncer estima que tomar a menudo fruta y verdura previene los cánceres del sistema respiratorio, de riñón, de ovario y de vejiga urinaria.

El cáncer de pulmón, segunda causa de muerte en España, podría prevenirse hasta en un 40 % aumentando el consumo de fruta, según un estudio publicado en enero de 2004 en la revista *Internacional Journal of Cancer*. El estudio, realizado con 478.021 europeos, ajustó los resultados según la edad, el tabaquismo, la altura, el peso y el género. Es decir, tuvo en cuenta el efecto que estos factores tienen sobre el cáncer de pulmón. Pese a la rotundidad de los resultados, los investigadores dejaron claro que el efecto de tomar mucha fruta es «pequeño en comparación con el efecto que tiene dejar de fumar». Es lógico que lo aclaren; no vaya a ser que algún fumador malinterprete el mensaje y crea que puede seguir fumando tranquilamente mientras no se olvide de comer una manzana al día.

Varios estudios han observado un papel preventivo del consumo de fruta y verdura sobre otras enfermedades tales como:

- Degeneración macular.
- Endometriosis.
- Enfermedad renal.
- Demencia.
- Enfermedad diverticular.
- Cálculos biliares.
- Enfermedad pulmonar obstructiva crónica (EPOC).

Por otra parte, el incremento en el consumo de cereales integrales ha demostrado disminuir el riesgo de padecer:

- Obesidad.
- Diabetes tipo 2.
- Enfermedades del aparato digestivo.
- Enfermedad coronaria.
- Accidente vascular cerebral.
- Cáncer.

Varios estudios han manifestado que el simple hecho de sustituir los cereales refinados por los integrales disminuye no ya sólo el riesgo de enfermedad, sino también el riesgo de mortalidad.

Además hay datos que relacionan el aumento de consumo de legumbres y frutos secos con descensos en la frecuencia de enfermedades o disminuciones en el riesgo de mortalidad total.

Termino citando una frase de la Organización Mundial de la Salud incluida en el capítulo 17 de su libro *Vitaminas y minerales en la nutrición humana* (2004):

> Las poblaciones deberían consumir dietas [...] basadas principalmente en alimentos de origen vegetal con una adición de pequeñas cantidades de alimentos de origen animal. Los hogares de todas las regiones deberían seleccionar predominantemente dietas basadas en alimentos vegetales, ricas en una variedad de hortalizas, frutas, legumbres y cereales poco procesados [integrales]. La evidencia de que dichas dietas prevendrá o demorará la aparición de una fracción significativa de las enfermedades crónicas no transmisibles es sólida. Una dieta basada en alimentos de origen vegetal presenta una baja densidad energética, lo cual podría proteger contra la obesidad.

2. *Fumar, no hacer ejercicio y estilo de vida*

Una dieta rica en alimentos de origen vegetal es fundamental para la salud. Pero recordemos que Harvard y nuestra Asociación Española Contra el Cáncer hablan también de tabaquismo y de ejercicio físico cuando se refieren a la prevención de enfermedades. Esto es así porque no podemos tomar estos tres factores por separado. Mira lo que dice la OMS sobre la combinación de fumar, comer mal y no hacer ejercicio:

> Es probable que [la combinación de dichos factores] tenga un efecto aditivo o multiplicador, capaz de acelerar la velocidad a la que está emergiendo la epidemia de enfermedades crónicas en los países desarrollados.

La palabra «sinergia» es la que mejor define este efecto: «Acción de dos o más causas cuyo efecto es superior a la suma de los efectos individuales».

En 2007, la OMS publicó un informe sobre obesidad en Europa en el que detalló que nada menos que 2 millones de muertes al año las *causa* el sedentarismo. Sumémosle 1,2 millones de muertes por tabaquismo. Y ahora añade los 2,7 millones de muertes anuales por consumir pocas frutas y hortalizas, y dime si no es para pensárselo. Por ello, no es extraño que nuestro Instituto Nacional de Estadística indique que aproximadamente el 75 % de las muertes producidas en España estén relacionadas con nuestro estilo de vida.

Pero nos falta un dato más: la lactancia materna. La Comisión Europea y la UNICEF editaron un documento en 2004 para promocionar la lactancia materna. Según sus cálculos, la lactancia puede prevenir más de un millón de muertes infantiles al año:

> Si dispusiéramos de una vacuna nueva para prevenir más de un millón de muertes de niños al año, fuera barata, segura, administrada oralmente y no necesitara conservación en frío, se convertiría inmediatamente en un imperativo público de salud. La lactancia materna puede hacer eso y mucho más [...].

Lo curioso es que esta «vacuna» aporta beneficios no sólo a quien la recibe, sino también a quien la da. La Asociación Española de Pediatría deja claro que a más tiempo dando el pecho, más beneficios de salud para la madre, como la prevención de la obesidad o del cáncer de mama. Por eso dicha asociación nos aconseja que la lactancia se extienda, idealmente, más allá de los 2 años del bebé. Es una opinión que comparte con todas las organizaciones nacionales e internacionales de salud maternoinfantil.

¿QUÉ ES LA «DÍAITA»?

Los antiguos griegos ya entendieron que no bastaba con comer bien, sino que además había que acompañar este hábito con otros igualmente saludables. Para ellos, la palabra dieta (*díaita*) se refería a la regulación de los hábitos de vida en general, incluyendo los alimentarios. Valorar el poder de la «dieta» en cuanto a conservación de la salud y prevención frente a la enfermedad pasa por entender que no podemos seguir asociando esta palabra a un régimen alimentario estricto y monótono para adelgazar o curar algunas enfermedades. Y que tampoco es suficiente con elegir alimentos «saludables», si no nos comprometemos al mismo tiempo a llevar un estilo de vida igualmente saludable. Recupera el antiguo significado. Tu dieta, o mejor dicho, tu *díaita,* es el conjunto de tu estilo de vida saludable, y que nadie te haga creer lo contrario. No más dieta. Sí más *díaita*.

De la dieta a la «díatia»

Si ya has entendido que tu salud y la de los tuyos está en tus manos, te toca romper desde hoy mismo con los malos hábitos. Te ayudará a conseguirlo retener en tu mente la sigla «SALTA». Cada una de sus letras corresponde a un mal hábito que va en contra de un estilo de vida saludable:

	«SALTA» LOS MALOS HÁBITOS	
S	Sedentarismo	Los pájaros necesitan volar y los seres humanos moverse.
A	Alimentación desequilibrada	Olvidar las dietas milagro y disminuir al máximo el consumo de alimentos superfluos.
L	Lactancia artificial	Las organizaciones científicas de lactancia prefieren hablar de los riesgos de la lactancia artificial que de los beneficios de la lactancia materna.
T	Tabaco	Dejar de fumar, o ayudar a alguien a deshabituarse, se traduce en un éxito arrollador en términos de salud poblacional.
A	Alcohol	Los riesgos de beber alcohol superan con creces a los hipotéticos beneficios.

1. Sedentarismo

Una vida sedentaria duplica el riesgo de padecer enfermedades cardiovasculares. Las más frecuentes son: arteriosclerosis, angina de pecho, infarto de miocardio, accidentes vasculares cerebrales, hipertensión. Seguro que te suenan, porque estas enfermedades suponen la primera causa de muerte en España.

La OMS considera que la inactividad física es un factor de riesgo muy importante de enfermedades crónicas, y concreta que dicha inactividad física es responsable de unos 2 millones de muertes anuales.

Se ha descrito que las personas que realizan ejercicio físico de forma regular disminuyen su riesgo de padecer cáncer de mama, de endometrio, de colon y de próstata. Por ello, uno de los objetivos prioritarios que recoge el Código Europeo Contra el Cáncer es acabar con el sedentarismo.

Un documento recientemente editado por el Fondo Mundial de Investigación del Cáncer indica que debido a que la actividad física protege de la ganancia de peso, del sobrepeso y de la obesidad, también protegerá de los cánceres cuyo riesgo se incrementa con dichos factores.

La práctica habitual de actividad física reporta otros muchos beneficios como una mejoría de la vida sexual, mayor autoestima, más posibilidades de abandonar el hábito de fumar o una mayor facilidad para adoptar unos buenos hábitos de alimentación. Nueva sinergia: Hacer ejercicio habitualmente predispone a escoger alimentos más saludables.

¿Sabías que España es uno de los países más sedentarios de la Unión Europea? Según cálculos de la OMS, más de la mitad de los viajes que hacemos en coche son de menos de 5 kilómetros. Tardaríamos unos 15-20 minutos en recorrer estos kilómetros en bicicleta. Y eso no es todo. Más del 30 % de los viajes que hacemos en coche son inferiores a 3 kilómetros. Andando tardaríamos entre 30 y 50 minutos. El mínimo que nos recomienda la OMS para mantener nuestro cuerpo en forma es, precisamente, 30 minutos diarios de ejercicio. Puedes permitírtelo.

---

14 CONSEJOS ANTIEXCUSAS PARA MANTENERSE ACTIVO

1. Si tienes que desplazarte en coche, aparca lo más lejos posible. Así te obligarás a andar.
2. Si tienes que tomar el transporte público, bájate una parada antes o después.
3. Si estás esperando en una parada de un transporte público, o en otro lugar similar (estación, consulta, despacho, campo de fútbol), no dudes en hacerlo de pie. Y si puede ser, muévete y camina todo el rato.
4. Si te apuntas a hacer deporte (el que más te guste), es mejor que encuentres a algún amigo que te acompañe. El éxito será claramente superior.
5. La playa, en verano, está hecha para que andes y nades en ella.
6. Tu perro puede ser tu mejor entrenador personal. No dudes en pasear a menudo con él. O incluso correr.
7. Olvídate de la televisión. Sobre todo del mando a distancia.
8. Si llaman a tu puerta desde un interfono, baja a abrir en lugar de usar el portero automático.
9. No envíes mails a compañeros con los que compartes oficina. Levántate y habla con ellos.
10. Cuando hables a través del móvil, hazlo de pie y moviéndote.
11. Las escaleras tienen tu nombre escrito. Cada peldaño es una oportunidad de mejorar el estado de tu corazón, tus músculos y tus articulaciones.
12. Jugar con tus hijos es bueno por mil razones. Tu forma y su forma física es una de ellas.
13. Limpia tu casa. Verás lo que se puede llegar a sudar con tan sólo encargarte de los cristales.
14. Cuando hagas un recorrido a pie (por ejemplo, ir a buscar a tus hijos al colegio), escoge un camino más largo.

Hacer ejercicio en la calle aporta un beneficio adicional: expones tu piel a los rayos ultravioleta del sol y eso hace que tu cuerpo sintetice vitamina D. No olvides, en cualquier caso, usar protectores solares en las horas centrales del verano y evitar la sobreexposición solar que podría aumentar tu riesgo de padecer cáncer de piel.

Todos tenemos la agenda a tope y nos cuesta encontrar tiempo para hacer ejercicio. Ésta es la excusa más típica entre los pacientes. Tanto es así que Glasbergen hace una viñeta en la que un profesional sanitario comenta a su estresado paciente: «¿Qué cuadra mejor en su apretada agenda? ¿Hacer ejercicio una hora al día, o estar muerto veinticuatro horas al día?».

Si hace meses (o años) que no practicas ejercicio físico, no dudes en hacer ahora mismo tus primeros cinco minutos de ejercicio. Si ya estás en forma, apúntate al *mínimo* recomendado: media hora al día. Es importante que las personas que sufren una dolencia cardíaca consulten previamente a su médico para que valore qué ejercicio es el que más les conviene (seguro que al menos hay uno factible y que además les guste). En las páginas 280-287 encontrarás una lista de los colectivos de referencia que pueden asesorarte en muchos aspectos relacionados con la práctica del ejercicio físico.

2. *Alimentación desequilibrada*

No estar al corriente de que la alimentación está estrechamente relacionada con la salud es como conducir un coche a toda velocidad por la autopista sin ser conscientes de que en cualquier momento podemos pegárnosla.

Una encuesta llevada a cabo en septiembre de 2008 por la Confederación Española de Organizaciones de Amas de Casa, Consumidores y Usuarios (CEACCU) reveló que sólo el 6,6 % de los españoles alcanza los mínimos de alimentación saludable. Es decir, la mayoría mantiene una alimentación desequilibrada. No tomamos suficiente fruta y verdura, sigue disminuyendo nuestro consumo de legumbres y continúa aumentando el consumo de bollería. Vamos, como conducir un coche por la autopista sin cinturón.

Se podría definir «alimentación saludable» como aquella compuesta por alimentos que no necesitan anunciarse en televisión para que la gente los consuma. (Dicen que si los refrescos de cola dejaran de anunciarse durante cinco años, nadie los tomaría). ¿Verdad que no te hace falta ver un anuncio sobre frutas, hortalizas, legumbres, frutos secos y cereales integrales para saber que son alimentos sanos? Yo creo que no. En cualquier caso, los mensajes tanto de alimentación como de determinados alimentos que a menudo nos llegan a los ciudadanos son tan contradictorios que no es de extrañar que mucha gente se sienta confundida. Veámoslos uno a uno y salgamos de dudas:

Comer «de todo»

La sabiduría popular afirma que hemos de «comer de todo» para estar sanos, y lo eleva a categoría de ciencia. Pero eso no es ciencia, es «echarle fantasía». Comer de todo no es comer equilibrado.

Te propongo que intentes aplicar el concepto «comer de todo» a los 198 países del mundo. Dudo que haya un solo alimento que sea común en la dieta habitual de todos ellos. De hecho, te escandalizarías al descubrir qué consideran «alimento» en muchos de esos países. Y viceversa: en España ingerimos alimentos que ciudadanos de otros países no comerían ni por todo el oro del mundo.

Comer «variado»

Una manera más fina de colarnos la idea de que hemos de comer «de todo» es afirmar que nuestra dieta tiene que ser «variada». Te aseguro que hasta los pacientes peor alimentados que he visitado en mi vida juran comer «variado».

¿Qué entiende la población cuando le dicen que debe comer

«variado»? Pues lo mismo que cuando le dicen que ha de «comer de todo»: que ya lo hace bien. Nadie reconoce que su dieta es monótona, como nadie afirma que sus hijos son mala gente.

Dos investigadores de la Universidad de Búfalo en Nueva York revisaron todos los estudios disponibles sobre el tema de la «variedad dietética». Sus conclusiones, publicadas en mayo de 2001 en la revista *Psychological Bulletin*, aseguran que a más variedad, más riesgo de obesidad.

Llegó a la misma conclusión una investigación publicada en la revista oficial de la Asociación Internacional para el Estudio de la Obesidad (octubre de 2003). La explicación que dan los investigadores es que los humanos comemos por encima de nuestro apetito si variamos mucho los sabores, olores y texturas de los alimentos que ingerimos. Obvio.

Molly Gee, L. Kathleen Mahan y Sylvia Escott-Stump son para los dietistas-nutricionistas lo que para los amantes del flamenco es Paco de Lucía. Sus afirmaciones cierran este apartado:

> La investigación apoya el hecho de que los alimentos y sus elementos de sabor despiertan respuestas placenteras, y que la infinita variedad de alimentos disponibles en todo momento a un precio razonable pueden contribuir a una mayor ingesta de calorías porque las personas comen más cuando se les ofrecen muchas opciones.

Comer equilibrado

Hay quien se asusta al leer la expresión «dieta equilibrada», porque parece sugerir que seguir una dieta saludable es una tarea difícil que requiere un sesudo ejercicio de equilibrista. Algo así como si para alimentarnos de forma saludable tuviéramos que ser unos magos en estabilidad, armonía, sensatez y prudencia. Pero no es así.

Comer equilibrado es hacer una correcta selección de los alimentos saludables disponibles. ¿Qué selección? Las asociaciones de expertos en nutrición nos mandan un mensaje unánime:

Hemos de priorizar el consumo de alimentos de origen vegetal. A veces lo expresan al revés: Debemos disminuir la ingesta de alimentos de origen animal y de alimentos superfluos. De nuevo un chiste de Glasbergen ejemplifica esto de forma muy clara. En la viñeta puede observarse cómo un profesional sanitario dice a su paciente: «La aspirina previene que usted padezca un infarto si se la toma en lugar de una hamburguesa con queso».

En cualquier caso, yo creo que no hace falta ensalzar los aspectos negativos del consumo de cárnicos o de alimentos superfluos. Por una parte, cuando ingerimos una alta dosis de frutas, hortalizas, alimentos integrales, legumbres y frutos secos, nuestra saciedad nos deja poco espacio para el resto. Y por otra parte, considero que no es constructivo que la población subdivida mentalmente los alimentos entre *buenos* y *malos*. Sencillamente, tienes que consumir unos en mayor cantidad y con mayor frecuencia, sin más. Sentarse en un sillón no es malo para la salud. Lo malo es estar sentado a todas horas. Sobre todo si a la vez fumas y comes alimentos superfluos.

Lácteos y carnes

Mira lo que dice sobre las grasas saturadas el *Diccionario del cáncer* del National Cancer Institute, perteneciente al Ministerio de Sanidad Americano:

> Tipo de grasa con ciertas propiedades químicas que, por lo general, es sólida a temperatura ambiente. La mayoría de las grasas saturadas provienen de productos alimenticios animales [...] Consumir grasas saturadas aumenta la concentración de colesterol en la sangre y el riesgo de contraer enfermedades del corazón.

La principal fuente de grasas saturadas en Occidente son los cárnicos y los lácteos, que aportan aproximadamente el 60 %

del total ingerido. Le siguen los pescados y los huevos. La contribución del resto de los alimentos es mínima. Tres inocentes vasos de leche entera tienen tanta grasa saturada como 150 gramos de beicon. ¿Cómo puede ser si la leche sólo tiene un 3 % de materia grasa? Pues porque dos terceras partes de su grasa es saturada (concretamente, ácido mirístico, el peor desde el punto de vista del riesgo cardiovascular). Los quesos presentan un panorama todavía peor puesto que pueden llegar a tener más de un 60 % de materia grasa. El queso «fresco» tiene un 15 % (cinco veces más que la leche entera). ¿Sigues pensando que hay que comer «de todo»? En cuanto a los cárnicos, vimos en el capítulo 3 que el descenso en el consumo de carne roja podría evitar el 11 % de las muertes en varones y el 16 % en mujeres. Puede que sea por su mayor contenido en grasas saturadas (tienen unas tres veces más que las carnes blancas), aunque es tema de discusión. De lo que nadie duda es que es más fácil que acumulemos la grasa saturada en la zona abdominal. Un estudio publicado en marzo de 2009 en la revista *European Journal of Clinical Nutrition* concluyó, tras estudiar durante diez años a 1.252 voluntarios, que el consumo de carne roja y procesada contribuía a incrementar el perímetro abdominal. Escoge lácteos desnatados y toma poca carne.

Pescado

«Lo sabemos, lo sabemos. Se supone que tenemos que tomar pescado.» Así empezaba un artículo escrito por expertos de la Universidad de Harvard, publicado en el número de febrero de 2007 de su revista oficial, *HealthBeat*. El artículo daba vueltas al tema de por qué los estudios muestran que la gente que toma pescado disminuye su riesgo de mortalidad. Que yo sepa, el pescado no tiene fibra ni antioxidantes, que son las dos sustancias «estrella» en lo que a prevención de la mortalidad se refiere. No te lo pierdas:

Las personas que toman pescado de forma regular no pueden tomar mucha carne, así que su ingesta de la peligrosa grasa saturada es menor.

De lógica aplastante. Si en una semana tienes que ir a muchos conciertos de Mozart, no podrás ir también a muchos conciertos de Iron Maiden. Por lo tanto, el pescado no es una panacea repleta de sustancias protectoras para tu salud. Se trata más bien de que al tomar pescado no ingieras carne, cuya alta ingesta se asocia a incrementos en la mortalidad.

Frutos secos

Creo que una de las luchas más difíciles que mantenemos los y las dietistas-nutricionistas con nuestros pacientes es la de eliminar ese miedo a consumir frutos secos. Aportan mucha energía, no cabe duda, pero eso no significa que «engorden».

Antes de hablar del peso corporal, tienes que saber que consumir frutos secos a menudo disminuye tu riesgo de morir prematuramente. Está claramente demostrada la relación entre consumir frutos secos y un menor riesgo de padecer enfermedades cardiovasculares. Los expertos españoles Carlos Alberto González y Jordi Salas-Salvadó revisaron los estudios que relacionaban los frutos secos con otra enfermedad mortal: el cáncer. En su revisión (publicada en noviembre de 2006 en la revista *British Journal of Nutrition*), consideran que es necesario investigar más al respecto, pero señalan numerosos mecanismos de acción a través de los cuales los frutos secos podrían prevenir el cáncer.

En cuanto al tema de la energía de los frutos secos, tienes que leer estos datos publicados en 2008 en la revista *Asia Pacific Journal of Clinical Nutrition* por el doctor Richard D. Mattes:

Los estudios epidemiológicos han revelado de manera consistente una asociación inversa entre la frecuencia del consumo de frutos secos y el Índice de Masa Corporal.

Es decir, a más consumo de frutos secos, menos peso corporal. Pero ¿cómo puede ser si tienen un montón de calorías? Eso mismo se preguntó el autor:

> Los mecanismos que explicarían dichas observaciones están siendo estudiados. Los candidatos son un marcado efecto sobre la saciedad, la promoción del gasto energético y/o el insuficiente uso de la energía que contienen. Hay estudios recientes que apoyan todas estas observaciones.

El equipo PREDIMED (PREvención con DIeta MEDiterránea) opina de manera similar. Este proyecto, financiado por el Ministerio de Sanidad y Consumo, reúne a los principales grupos de investigación sobre nutrición y enfermedad cardiovascular de España. En su web, encontramos esta interesante reflexión:

> Se ha constatado que las personas que consumen frutos secos tienen un peso inferior y engordan menos con los años que las que casi nunca los toman [...]. A pesar del alto contenido en grasa (y, por tanto, en calorías) de los frutos secos, no hay constancia de que su consumo habitual engorde. Esto se debe en gran parte a la saciedad que causan, lo cual hace que se compense dejando de comer otros alimentos de alto valor calórico. Por lo general, al tomar frutos secos hay menos apetencia por alimentos ricos en grasas saturadas (grasas «malas») y azúcar, como muchos productos de bollería y lácteos enriquecidos.

No es de extrañar que encontremos en la literatura científica a colectivos que nos recomienden consumirlos a diario.

Zumos de frutas

Si te han llamado la atención los sorprendentes datos que asocian el consumo de fruta con la prevención de enfermedades, debes saber que no es lo mismo un zumo (aunque sea casero) que una pieza de fruta.

La Organización Mundial de la Salud afirma que los datos científicos muestran una relación probable entre el consumo de zumos de fruta y la obesidad.

La Asociación Americana del Corazón y la Asociación Americana de Diabetes aconsejan disminuir el consumo de zumos de fruta para prevenir la obesidad.

¿Por qué pasa esto? La Asociación Americana del Corazón propone como verosímil que la saciedad es menor ante un zumo de fruta que ante una fruta entera y por ello insiste en la importancia de consumir fruta en su estado original. Numerosos datos señalan que las calorías consumidas de forma líquida podrían afectar negativamente al peso corporal.

Una revisión llamada «Tratamiento de la obesidad», firmada por cinco expertos de la Facultad de Medicina de la Clínica Mayo y publicada en la revista *Mayo Clinic Proceedings* en enero de 2007, afirma con claridad: «Evite los zumos de fruta».

Cereales integrales y legumbres

Sabemos que el simple hecho de sustituir los cereales refinados por los integrales disminuye tu riesgo de morir prematuramente. Creo que hay pocas cambios tan cómodos que tengan resultados tan asombrosos. Sustituye tu pan blanco por pan integral (mejor si es «sin sal»), tu pasta blanca por pasta integral y tu arroz blanco por arroz integral. A continuación enumero unos cuantos motivos de peso:

- Son más ricos en nutrientes.
- Previenen y tratan el estreñimiento.
- Mejoran la circulación sanguínea.
- Previenen la diabetes y el colesterol elevado.
- Disminuyen el riesgo de padecer algunos tipos de cáncer.
- Ayudan a controlar el peso corporal (entre otros motivos, porque activan el mecanismo de la saciedad antes que los refinados).

Un estudio mostró que mientras que en el pan integral podemos encontrar unas 800 sustancias fitoquímicas (protectoras de tu salud), en el blanco encontramos sólo 8. Expresémoslo en dinero. Como es 100 veces mejor, debería costar 100 veces más. Así, en vez de pagar 1 euro por una barra de pan (sé que estoy redondeando mucho), pagaríamos 100 euros por cada barra. Es decir, cada vez que te compres una barra de pan integral, piensa que te estás ahorrando 99 euros.

No he mencionado los beneficios para tu salud si tomas a menudo legumbres. En realidad sus beneficios son similares a los atribuibles a los cereales integrales y a los frutos secos. Incluir legumbres a menudo en tu *díaita* es garantía de salud para ti y para los tuyos.

Pero si nunca has tomado de forma regular cereales integrales, frutos secos o legumbres, y decides hacerlo de pronto, puede que tu intestino se resienta. Esto ocurre porque tu flora intestinal no está acostumbrada a tomar una dosis tan alta de fibra. Aunque debería estarlo. Así que si notas hinchazón abdominal o tienes muchos gases, aumenta progresivamente tu consumo de estos alimentos en vez de hacerlo de un día para el otro. Ten presente, en cualquier caso, que estos síntomas son normales y transitorios, pero también deseables, porque son la prueba de que estás tomando el camino correcto. Según el Colegio Americano de Gastroenterología, emitir de 10 a 20 gases al día es una prueba de salud intestinal.

> **TRUCOS PARA EVITAR LOS GASES**
>
> - Cocina bien las legumbres. Si las dejas cocer durante un buen rato y luego que reposen una hora en el agua de cocción, no producirán tanto gas en tu intestino.
> - Distribuye tus ingestas. Es mejor que dividas tus comidas en seis veces al día que en dos. Tu intestino agradecerá que la fibra le llegue poco a poco.
> - Mastica bien los alimentos. Comer deprisa y de forma precipitada aumenta el trabajo que tiene que hacer tu intestino y aumenta el aire que tragas (y que puede llegar a tu intestino, por increíble que parezca).
> - Bebe agua. Esto es necesario porque la fibra absorbe mucha agua en el proceso digestivo.
> - Las sustancias responsables del mal olor de los gases se encuentran, sobre todo, en huevos, carne, coliflor, ajo y cebolla.
> - Las bebidas carbonatadas, como los refrescos o la cerveza, también contribuyen al exceso de gas. ¡Otra razón más para beber agua!
> - No fumes. Los fumadores tragan bastante aire por culpa de este hábito. Hay quien dice que las campañas antitabaco tendrían más éxito si mostrasen el efecto de fumar sobre la flatulencia en lugar de sobre la mortalidad.

Galletitas

De igual manera que todos los niños saben que de la mezcla del azul y del amarillo surge el color verde, todos los dietistas-nutricionistas saben que la base de una dieta saludable son los alimentos ricos en hidratos de carbono. De modo que no puede faltar en tu casa ni el pan, ni la pasta, ni el arroz. Si te gusta probar, hay muchísimas posibilidades: *cous-cous*, polenta, mijo, trigo sarraceno, etcétera. Lo ideal es que sean integrales; ya lo sabes.

Pero hay algo que quiero aclarar. No podemos asociar «cereales» o «hidratos de carbono» a galletas, cruasanes, bizcochos o bolsas de patatas fritas. Según mi experiencia, tenemos una doble mala costumbre: por una parte, pensamos erróneamente que el pan engorda (cuando no hay una sola evidencia al respecto), y por la otra, *plantamos* alegremente diminutivos a alimentos que aportan un montón de calorías vacías: galletitas, cruasancitos, chocolatitos, pastelitos, bizcochitos, heladitos, refresquitos y bolsitas de patatitas. Como ejemplo, 100 gramos de pan tienen 1 gramo de grasa, mientras que la misma cantidad de galletas María o de cruasán nos aportan 20 gramos de grasa (¡20 veces más!). La mitad de dichas grasas son las peligrosas «grasas saturadas», cuyo consumo excesivo no sólo aumenta el riesgo de obesidad sino que además sube el colesterol.

¿Y si la galleta es «integral»? Pues lo mismo. La marca más vendida de galletas integrales aporta la misma cantidad de grasa y azúcar que las galletas María, pero diez veces más colesterol. Termino con el típico «bizcocho». Según datos de la Tabla de Composición de Alimentos del Centro de Enseñanza Superior de Nutrición humana y Dietética (CESNID), que coordinó el doctor Andreu Farran, el bizcocho aporta diez veces más azúcares y grasas, y diez veces menos fibra que el pan integral.

Un sueldo de 30.000 euros al mes no es un «sueldecito». No llamemos «cruasancito» a un señor cruasán.

Agua

El filósofo francés Jules de Gaultier pronunció una de esas frases que tanto nos gustan a los profesionales sanitarios: «En el punto donde se detiene la ciencia, empieza la imaginación». La pregunta que ronda hoy por la mente de los expertos en hidratación es precisamente dónde se detiene su ciencia. Es decir, la hidratación en personas sanas ¿tiene que ir más allá de donde acaba su ancestral sed? Si la respuesta es «no», es decir, si no ganamos en salud por beber más de lo que dictamina nuestra sed, cabe suponer que los *dogmas* que nos incitan a ir pegados a una botella de agua a todas horas no son el fruto de la ciencia, sino más bien de la imaginación. O quizá de los intereses de las empresas que venden agua. Veamos qué dice la ciencia sobre el tema.

Sabemos que el agua es muy importante para nuestra supervivencia. Podemos pasar bastantes días sin comer; sin embargo, pocos días sin agua suponen una muerte segura. Aproximadamente, la mitad del peso de nuestro cuerpo es agua. Hasta ahí todos de acuerdo. Llega el momento de plantearse la pregunta: ¿Debemos obsesionarnos con beber? Las revisiones serias (y no financiadas por firmas que comercializan agua envasada) indican que gran parte del agua que necesitamos se cubre a través de la leche, las frutas, las hortalizas y otros alimentos que tomamos (infusiones, café, postres, etcétera). Así que sencillamente hemos de responder a nuestro mecanismo de la sed y el problema estará solucionado.

Por lo tanto, excepto en personas muy mayores o en atletas de élite (o si tu médico te indica lo contrario), no va a pasarte nada si no cumples la recomendación popular de «toma ocho vasos de agua cada día». Durante décadas, este erróneo consejo se ha difundido a través de distintos modos de propaganda y del boca a oído, pero no parece tener sustento científico. Una reciente revisión llevada a cabo por expertos del Departamento de Nutrición de la Universidad de Harvard indica que este mensaje no sólo es erróneo, sino que además fomenta que muchas personas se sientan injustamente culpables, por no poder ingerir tal cantidad. No hay que olvidar, además, que un exceso de agua puede alterar el funcionamiento de los riñones, la composición de la sangre y el equilibrio de fluidos y electrolitos de nuestro cuerpo. Bebe agua como respuesta a tu sabio y ancestral mecanismo de la sed.

Refrescos azucarados

Imagínate que tú y yo nos sentamos en un bar a tomar algo. Mientras tú le das vueltas a tu café con leche (desnatada), yo voy añadiendo terrones de azúcar a mi café solo. Un terrón, dos terrones, tres, cuatro, cinco, seis... Creo que antes de que llegue a diez, ya me has cogido de la muñeca y me has dicho que pare. Pues bien, debes saber que una estilizada botellita de refresco de naranja puede contener en su interior nada menos que catorce terrones de azúcar. Léete la etiqueta y verás.

El Departamento de Salud de Nueva York acaba de lanzar una campaña antirrefrescos azucarados llamada: «*Are you pouring on the pounds?*». Se trata de una campaña la mar de agresiva... que me encanta. La lata de refresco que toma el joven del anuncio contiene en su interior una sustancia que me recuerda mucho a la grasa intraabdominal que se extrae en las liposucciones. Mientras el joven saborea alegremente su refresco, un mejunje amarillento y semisólido se le va derramando por la comisura de los labios. El anuncio acaba con esta frase:

> Beber una lata de refresco azucarado al día puede hacerte 4,5 kilos más gordo al cabo de un año.

A ver cuándo hacen lo mismo para la bollería, la repostería, la pastelería (sea industrial o casera) y demás alimentos superfluos. Datos publicados en noviembre de 2009 en la revista *European Journal of Clinical Nutrition* señalan que los alimentos «altamente procesados» llegan a aportar hasta el 61% de la energía que tomamos los españoles.

Sal y algas

¿Es malo tomar mucha sal? Pues sí. Sólo con reducir una tercera parte de la sal que tomamos, podríamos evitar unas 7.000 muertes al año, causadas principalmente por isquemias cerebrales e infartos. ¿Tanta sal tomamos? Pues también. Ocho de cada 10 españoles consumimos demasiada sal. Concretamente, el doble de la cantidad recomendada por la OMS. Esto es lo que se desprende del «Estudio sobre la ingesta de sal», realizado por investigadores de la Universidad Complutense de Madrid. Seguramente lo sabías. Pero atención a este dato: sólo el 20 % de la sal que consumimos proviene de la que añadimos a los alimentos. ¿De dónde viene entonces tanta sal? Sobre todo de estos tres alimentos: los embutidos (especialmente el jamón curado), el pan y el queso.

Ya tienes otra razón para priorizar tus frutas y hortalizas preferidas y para escoger pan integral sin sal. Pero hay otro motivo, más allá del riesgo cardiovascular. Unos investigadores del Reino Unido argumentaron en el número de marzo de 2008 de la revista *Hypertension* que reducir la cantidad de sal en niños podría evitar la obesidad.

¿Acaso la sal engorda? La sal no tiene calorías, todos lo sabemos. Pero tomar demasiada sal aumenta la sed, lo cual aumenta a su vez el consumo de refrescos azucarados en niños y adolescentes, lo que les conduce a la temida obesidad infantil. Además, la sal aumenta la palatabilidad de los alimentos y los convierte en más sabrosos. Así que podría inducirnos a comer por encima de nuestro apetito y promover, por tanto, el exceso de peso.

Recuerda, en cualquier caso, que la (poca) sal que consumas sea yodada. Es muy difícil cubrir con la dieta las recomendaciones de ingesta de este importantísimo nutriente (sobre todo en el embarazo y en la infancia). Por este motivo, las sociedades de endocrinología y nutrición españolas, así como nuestro Ministerio de Sanidad, insisten desde hace años en que adoptemos la sencilla medida de sustituir la sal normal (o marina) por sal yodada. Una cosa más: si padeces una efermedad tiroidea, pregunta a tu endocrino si puedes tomar sal yodada (probablemente te dirá que sí).

Hablando de yodo y de problemas tiroideos, tienes que saber que el consumo excesivo de algas es un factor de riesgo para tu tiroides. Para que te hagas una idea: las recomendaciones diarias de ingesta de yodo oscilan entre los 150 y los 290 microgramos al día (en adultos). El límite superior de ingesta (a partir de donde hay riesgo) es de 900 microgramos. Pues bien, tres tristes y miserables gramos de alga kombu desecada (que tras remojarla pesará unos 15 gramos) aportan 6.990 microgramos de yodo. Es decir, se multiplica por 8 el límite máximo tolerado. Algo similar pasa con el resto de las algas. Toma muy pocas algas, o no tomes.

3. *Lactancia artificial*

Aunque son bien conocidos los beneficios que aporta la lactancia materna tanto para la madre como para el hijo, resulta que la cifra de niños europeos que toman el pecho está muy por debajo del mínimo recomendado por las organizaciones de salud materno-infantil. Esto genera notables implicaciones adversas socio-sanitarias para las mujeres, los niños, la comunidad y el entorno, lo que se traduce en un gran gasto sanitario y en un incremento de las diferencias de salud en la población.

¿Por qué damos tan poco el pecho a nuestros bebés? ¿Porque la población desconoce sus beneficios? ¿Acaso los profesionales sanitarios los explicamos mal? Quizá el mensaje habría que darlo al revés. Veamos si es así.

Pese a que, a menudo, se utilizan los beneficios de la lactancia materna para la salud del bebé como argumento para promocionarla, existen autores, como Carlos González o Adolfo Gómez-Papí, que opinan que no es la estrategia más adecuada, ya que hablar de «ventajas de la lactancia materna» parece implicar que la lactancia artificial es el método *normal* y la materna sólo un *extra*. Cuando es justo al revés. Sería más correcto, por lo tanto, hablar de «peligros de la lactancia artificial».

Tal y como afirmó la Asociación Española de Pediatría (AEP) en la revista *Anales de Pediatría* en su edición de octubre de 2005:

Parece preferible hablar de los problemas o perjuicios causados por la lactancia artificial que podrían evitarse si aumentara el número de niños amamantados y la duración de la lactancia materna.

La Comisión Europea, en su documento «Alimentación del bebé y del niño: recomendaciones estándar para la Unión Europea» (2006), también enumera perjuicios asociados a la no elección de la lactancia materna, en vez de listar las ventajas de dicha práctica.

Salvo raras excepciones, la mayoría de las mamás pueden dar el pecho con éxito, y todo el tiempo que madre e hijo deseen. Como padre que ha disfrutado del maravilloso y emocionante espectáculo de ver a sus hijas tomando el pecho, me atrevo a darte un consejo si estás embarazada o quieres estarlo: léete el libro *Un regalo para toda la vida* del pediatra Carlos González.

En la página 275, al final de estas páginas, tienes los datos de las asociaciones y grupos de mujeres que, altruistamente, te asesorarán ante cualquier duda relacionada con la lactancia.

4. *Tabaco*

Aunque no fumes debes leer este apartado, porque seguro que conoces a alguien que quiere dejar de fumar, y aquí te explicaré trucos para que le ayudes. Tu apoyo puede resultar determinante en su éxito.

Yo creía que todos sabíamos que el tabaco perjudica la salud hasta que leí los resultados de una encuesta que me hicieron despertar a la triste realidad.

En julio de 2009, la Sociedad Española de Medicina de Familia y Comunitaria (semFYC) publicó una encuesta realizada a 3.984 españoles (1.168 de ellos eran fumadores). En las conclusiones leemos:

> Uno de cada cuatro fumadores cree que el humo no perjudica a los niños y [...] un 25 % afirma que el humo no produce infarto de miocardio.

Es decir, mucha gente todavía no se ha enterado de que el tabaco *produce* infarto de miocardio.

En cuanto a los niños fumadores pasivos conviene saber que presentan un mayor riesgo de padecer, según la semFYC, lo siguiente:

- Alteraciones del sistema inmunitario.
- Alteraciones neurológicas.
- Alteraciones psicológicas.
- Dolencias de las vías respiratorias inferiores.
- Enfermedades digestivas.
- Enfermedades neurológicas.
- Enfermedades nutricionales.
- Problemas vasculares.
- Síndrome de muerte súbita del lactante.
- Síndrome tabáquico-fetal.
- Sociopatía.
- Trastornos otorrinolaringológicos.
- Trastornos psicológicos.

Un último dato: Los hijos de madres fumadoras ingresan en el hospital un 28 % más por bronquitis y neumonía.

Trucos para dejar de fumar

El primero, y más importante, es acudir al médico. Sin dudar. En la revista *Hipertensión* (2002), el doctor Helios Pardell indicaba que: «En el mundo científico-médico existe la [errónea] idea de que los tratamientos del tabaquismo alcanzan unos resultados muy pobres que no vienen a justificar el esfuerzo necesario».

Ten por seguro que sí existen tratamientos con resultados exitosos que «justifican el esfuerzo».

Si el médico te da un fármaco para tratar tu hipertensión, ¿te lo tomarías? Te aconsejo encarecidamente que lo hagas. Pues bien, el éxito del fármaco para tratar tu hipertensión es exactamente el mismo que el de los distintos esquemas terapéuticos actualmente disponibles para tratar el tabaquismo. Los fumadores que los usan tienen el doble de posibilidades de dejar de fumar que los que no los usan. Recuérdalo: Ve al médico.

El resto de los trucos nos los brindó en noviembre de 2009 la Universidad de Medicina de Harvard en su revista *HealthBeat*. El título del artículo me encantó: «Ayudando a alguien a quien amas a dejar de fumar». Ahí van seis trucos para que ayudes a abandonar el tabaco al amor de tu vida, a un familiar, a tu hijo, a un amigo o a un compañero de trabajo:

- Sé consciente de que va a realizar un gran esfuerzo y de que necesita cierta planificación y, sobre todo, apoyo. Convéncele de que ponga una fecha límite a su hábito (no muy lejana) y de que comunique su decisión al resto de los familiares, amigos y conocidos.
- Intenta que otros fumadores de su círculo se apunten a la decisión de dejar de fumar. Si una persona lo consigue, aumentan las posibilidades de éxito del resto.
- Intenta que su hogar sea declarado «zona de no fumadores». Un estudio de 2007 demostró que a los fumadores que no podían fumar en casa les era más fácil abandonar el tabaco.
- Ten claro que es normal que aparezcan síntomas benignos asociados a la decisión de dejar de fumar. Saber que son síntomas leves y pasajeros sirve de ayuda para sobrellevarlos. Los síntomas son: mal humor, inquietud, irritabilidad, hambre, dolor de cabeza, ansiedad, sueño excesivo o insomnio. A la persona a la que estás prestando tu apoyo, puede serle útil tener a mano aperitivos saludables (frutos

secos, palitos integrales, trozos de fruta fresca, fruta desecada, listoncitos de zanahoria, palomitas caseras, etc.), así como caramelos o chicles sin azúcar.
- Ayúdale a identificar actividades agradables que le hagan sentirse bien, saludable y energética. Comparte estas actividades con ella. Sobre todo en las primeras semanas. La distracción, unida a la recompensa de compartir tales actividades contigo, le ayudará a mantener el ímpetu inicial.
- Si las posibilidades de dejar de fumar se duplican con el uso de fármacos, se vuelven a duplicar si dicho tratamiento se combina con terapias conductuales como grupos de apoyo o programas de deshabituación tabáquica. Házselo saber y ofrécele información sobre grupos de apoyo o programas de deshabituación.

Tienes más datos, la mar de útiles, en la web de nuestro Ministerio de Sanidad y Política Social (www.msps.es/ciudadanos/proteccionSalud/tabaco).

Como está constatado que muchas personas, sobre todo las mujeres, se resisten a abandonar el tabaco por un injustificado miedo a perder la figura, tienes que saber que el aumento de peso (en el caso de que se produzca) es muy bajo, sólo durante los primeros meses, y sólo en los grandes fumadores.

No está de más recordar que abandonar el tabaco tiene «efectos rejuvenecedores»: mejora el estado del cutis, demora la aparición de arrugas, mejora la vida sexual y retrasa la fecha de aparición de la menopausia.

5. *Alcohol*

Seguro que sabes que el tabaco es nocivo. ¿Y el alcohol? Pues igual. Un estudio publicado en la revista *The Lancet* en junio de 2009 y dirigido por el doctor Jürgen Rehm concluyó que: «de forma global, el efecto del alcohol sobre la carga de enfermedad es del mismo tamaño que el del tabaquismo». Según este estudio, 1 de cada 25 muertes que se producen en todo el mundo, así como el 5 % de la totalidad de los años vividos con discapacidad, son atribuibles al consumo de alcohol. Pero estos datos son a nivel mundial. En Europa la situación es peor, ya que nuestro continente presenta la mayor proporción de mortalidad asociada al alcohol, con 1 de cada 10 muertes atribuibles.

La mayoría de las muertes causadas por el alcohol se deben a heridas (el alcohol está implicado en 1/3 parte de los accidentes de tráfico), cáncer, cirrosis hepática y enfermedad cardiovascular. ¿Enfermedad cardiovascular? Pero el alcohol, «con moderación», ¿no prevenía esta enfermedad? Que hable la Sociedad Española de Medicina de Familia y Comunitaria (semFYC):

> En ningún caso, el incremento de la ingesta de alcohol es una medida recomendable para prevenir la cardiopatía isquémica.

No sólo no está bien definido en qué consiste exactamente «beber con moderación», sino que conviene tener en cuenta la subjetividad personal al interpretar este *consejo*. Malinterpretarlo (algo que está demostrado que sucede) puede producir serios perjuicios en la salud poblacional. Si eres un profesional sanitario, sabes tan bien como yo que muchos pacientes alcohólicos afirman en las primeras entrevistas que beben con moderación. Sea como fuere, y citando de nuevo a la semFYC:

> En ningún caso, los profesionales sanitarios deben enfatizar públicamente las posibles ventajas del consumo moderado [de alcohol], porque es un mensaje equívoco, ambiguo y peligroso.

Los riesgos de promover el consumo moderado de alcohol superan con creces los hipotéticos beneficios. La OMS deja claro que:

> No hay un nivel de consumo de alcohol libre de riesgos.

Cuando te digan que el vino tinto o la cerveza negra tienen antioxidantes y sustancias antiinflamatorias, recuerda lo que afirmó en octubre de 2009 la vocal de la Asociación Americana del Corazón, Jennifer Mieres, en el portal médico *MedlinePlus*:

> Dichas sustancias podemos encontrarlas en una variedad de frutas y hortalizas.

La dotora Mieres, que también es directora del Departamento de Cardiología Nuclear en la Universidad de Medicina de Nueva York, añade que si queremos prevenir enfermedades es mejor que nos olvidemos del alcohol y nos centremos en aumentar nuestro consumo de alimentos vegetales.

Que nadie te convenza de que el alcohol confiere beneficios a tu salud. Desde una perspectiva de salud pública, el consumo ideal de alcohol debería ser igual a cero. Los riesgos superan a los beneficios. Brindar con agua trae muy buena suerte, te lo aseguro.

Escoge una vida sana

Sé que dentro de cien años tanto tú como yo compartiremos el mismo destino. Pero no es lo mismo morir después de muchos años disfrutando de una vida plena que hacerlo justo cuando acabas de encontrar el amor de tu vida, el trabajo de tus sueños, los amigos que siempre quisiste tener, el hogar ideal o una familia maravillosa. No es lo mismo morir cuando tus hijos tienen cinco años que cuando tus nietos son mayores de edad. Tampoco es lo mismo morir conservando el máximo de facultades físicas y mentales que hacerlo después de una larga temporada de malestares y padecimientos, o tras diez años de ingreso hospitalario en una sala fría y blanca. No es lo mismo para ti, qué duda cabe, pero tampoco es lo mismo para tus seres queridos, que sufrirán contigo en vida y que tendrán que sobrellevar tu *evitable* pérdida.

Si no me queda más remedio que usar un teléfono que hace ruido mientras hablo, cuya garantía es de risa y que sé a ciencia cierta que se va a quedar inutilizable en breve, pues lo asumo, no le doy más vueltas e intento tomármelo con alegría. Pero si puedo escoger, prefiero un teléfono que funcione bien, que dure muchos años y que su garantía sea impecable. Aunque sé que llegará un día en el que los dos *morirán*, yo prefiero escoger el móvil de calidad. Escoge una vida sana. Hazlo por ti. Pero también tienes que hacerlo por alguien más.

Predica con el ejemplo

Si la frase «De algo hay que morir» es funestamente famosa, hay otra que le supera: «Haz lo que yo digo y no lo que yo hago». Quien habla de esta forma predica salud, pero no se aplica el cuento. Bajo mi punto de vista, esta frase es más grave, si cabe, que la anterior. Y es más grave, porque la subscriben padres, profesores, educadores y, lo que es peor, profesionales sanitarios. El ejemplo más claro lo encontramos en los médicos fumadores que aconsejan a sus pacientes que dejen de fumar.

Según el doctor Helios Pardell:

> Está bien demostrado que los médicos que fuman intervienen mucho menos para aconsejar-ayudar a los pacientes fumadores a abandonar el hábito y, además, se involucran mucho menos activamente en los programas de prevención y control del tabaquismo.

Imagina que cien pacientes fumadores acuden a Rosa, su médico de cabecera, con problemas respiratorios. Ésta les aconseja que dejen de fumar. Otros cien pacientes, igualmente fumadores y con problemas respiratorios, acuden a Jaime, su médico de cabecera. Éste también les recomienda que dejen el tabaco. Por lo tanto, Jaime y Rosa han dado un mismo consejo al mismo tipo de pacientes.

Sin embargo, Rosa consigue que sus pacientes abandonen el tabaco en una proporción muy superior a la conseguida por Jaime. ¿Cómo es posible si los dos tienen el mismo interés en que sus pacientes dejen de fumar?

La razón del éxito de Rosa es que ella no fuma. Se sabe que los pacientes fumadores de médicos que no fuman tienen muchas más posibilidades de conseguir deshabituarse del tabaco que los pacientes de médicos que sí fuman.

Como apuntaba el doctor Pardell, los consejos de los médicos fumadores son menos persuasivos. Calan menos en sus pacientes. A la luz de estos datos, y sabiendo que el papel del médico es fundamental para que la gente deje de fumar, ¿no crees que lo ideal es que los médicos no fumen? Lo dicho para los médicos, por cierto, puede extenderse a los dietistas-nutricionistas o al resto del colectivo de profesionales sanitarios.

Explico todo esto para que seas consciente de que para conseguir que los que nos rodean cambien de hábitos no sirve de mucho predicar con las palabras, pero sí puede ser muy útil predicar con el ejemplo.

Tiene sentido que hagas ejercicio físico, que no tomes alcohol, que des el pecho a tus hijos (o, si eres el padre, que contribuyas a que tu mujer lo haga), que no fumes o que te alimentes bien. Tiene sentido porque es muy bueno para tu salud. Pero tiene más sentido si sabes que por el sólo hecho de mejorar tus hábitos de vida, quienes te rodean tienen muchas más posibilidades de gozar de una vida más larga, más plena y mejor.

Si pegas a tus hijos o les insultas, ellos pegarán e insultarán. Si fumas o bebes alcohol delante de tus hijos, ellos fumarán y beberán. Pero esto también funciona al revés. Si cedes ante sus peticiones insistentes, ellos cederán ante las tuyas. Si les das las gracias y les pides las cosas «por favor», ellos harán lo mismo. Y también funciona con todas las personas que te rodean. Si dejas de fumar, aumentas las posibilidades de que una persona querida se convierta en ex fumadora. Si no bebes alcohol en una fiesta, más gente se apunta a tu «moda». Si llenas los armarios de la cocina de alimentos saludables, no sólo te los vas a comer tú, tu familia también lo hará. Si das el pecho, se refuerzan los grupos de apoyo a la lactancia materna. Si haces footing en tu barrio, los vecinos se contagian de la moda y se les va la vergüenza. Si tienes 70 años llenos de salud, energía y vitalidad, alguien te preguntará: «¿Cómo lo has hecho?».

Así que yo cambiaría la frase «Haz lo que yo digo y no lo que yo hago» por esta otra: «Observa lo que yo hago, y juzga por ti mismo». Gira el timón y cambia el rumbo hacia un estilo de vida más juicioso. En tu barco hay más pasajeros de los que crees y tomarán el mismo rumbo que tú.

Una amiga me dijo hace muchos años que si el sueño de tu vida es tener un Ferrari Testa Rosa, tienes dos posibilidades. La primera es asumir que con tu sueldo es poco menos que imposible conseguirlo. Es la posibilidad mala. La otra, la buena, es empezar desde hoy mismo a ahorrar y a buscar estrategias para, con los años, conseguir tu Ferrari. «Es muy probable que, cuando tengas 80 años, en el peor de los casos, lo hayas conseguido. Si vas a vivir 5 años más, lo harás disfrutando de tu refulgente coche. Si decidiste que era imposible lograrlo, estarás toda tu vida arrepintiéndote de no haber tomado antes la decisión de cumplir tu sueño a toda costa.»

Mi sueño es que mi mujer, mis hijas, mis hermanas y hermanos, mis padres, mis amigos y tú no muráis prematuramente por causas evitables. Para ello sólo hay un camino, ponerme como ejemplo. Me voy a hacer footing.

7

Pasos y consejos para perder peso

> Si quieres perder peso, que no sea para agradar a alguien (excepto a ti mismo).
>
> Autor desconocido
>
> El menosprecio a los individuos con obesidad es la última forma de prejuicio socialmente aceptada.
>
> GARY D. FOSTER, ANGELA P. MAKRIS,
> y BROOKE A. BAILER

ESQUIVA LAS MINAS ANTI-«DÍAITA»

Empecé el capítulo anterior recordándote conceptos importantes citados previamente, por si las prisas te habían impedido leer todo el libro. Vuelvo a hacerlo ahora con más razón aún. Si lees este capítulo, es porque quieres perder peso, pero resulta que el terreno de la pérdida de peso tiene más trampas que minas antipersona hay en Bosnia-Herzegovina. Como lo lógico es eliminar las trampas antes de seguir caminando, mi intención es que seas consciente, antes de empezar a leer, de cuáles son los fraudes que te acechan y los borres de tu mente. Por cierto, ¿sabías que colocar una de las perversas minas antipersona puede costar 1,8 euros, pero desactivarla puede suponer un coste de más de 700 euros? Algo similar ocurre con los conceptos erróneos en salud. La frase «No coja tan a menudo a su bebé en brazos, que se malacostumbra» se pronuncia en tres segundos. Subsanar las secuelas que puede dejar en un niño que sus padres hagan caso estricto de semejante estupidez puede costar años. El ejemplo más claro en dietética es la cantidad de tiempo que cuesta remediar el estreñimiento que padecen las personas que hacen caso a la frase gratuita: «No comas carbohidratos que engordan cosa mala».

Veamos qué puedes tener en cuenta para evitar caer en las «minas anti-*díaita*»:

- En lugar de la frase «Mi amigo está obeso porque come mucho y no se mueve», sería más correcto decir «Por culpa de estar obeso, a mi amigo le cuesta moverse y no puede evitar comer más que yo». La obesidad es una enfermedad cuyo origen escapa al control de la persona que la padece.
- El *peso perfecto* no existe. Dos personas del mismo sexo y de la misma altura pueden tener un peso saludable con una diferencia de 18 kilos entre ellas.
- Pretender que la fruta o las verduras son malas y engordan es como decir que sacrificar a una mujer virgen hará que llueva. Una barbaridad.
- Los fármacos autorizados para perder peso te los tiene que prescribir tu médico. Bajo mi punto de vista, pueden socavar los esfuerzos para promover una vida sana, porque perpetúan el mito según el cual la obesidad puede remediarse con una píldora.
- Si tomas fármacos para perder peso, ten presente que no debes desatender (consciente o inconscientemente) la importancia de escoger un estilo de vida saludable.
- La eficacia de los productos para perder peso que puedes encontrar hoy en las tiendas de dietética no está, según las autoridades médicas de referencia, demostrada.
- Los productos «naturales» pueden no contener lo que dice la etiqueta, interaccionar con fármacos que estés tomando o tener efectos secundarios inesperados.
- Una dieta fraudulenta para perder peso sólo es eficaz (si lo es) a corto plazo. Gran parte de lo que se pierde no es grasa, sino agua o músculo (dos elementos vitales). El peso se

recupera a corto-medio plazo y toma una trayectoria ascendente difícil de revertir.
- Perder peso sin ingerir alimentos no educa para mantener el peso comiendo alimentos.
- Perder peso tomando muy pocas calorías significa pedir miles de euros de préstamo a un usurero. El interés que tendrás que devolverle será desmedido. O sea, recuperarás tu peso, con algún kilo más de *recompensa*.
- El *premio* que le das a tu cuerpo si sigues muchas dietas absurdas es el mismo que el que recibe tu coche si lo pones a 100 por hora en primera. Saca humo negro y se estropea. Pero tu coche tiene arreglo.
- El «test de sensibilidad alimentaria» no es válido para proponerte una lista de alimentos que debes excluir. En realidad sólo sirve para una cosa: enriquecer a quien te lo hace.
- Si te pautan una serie de alimentos en función de tu grupo sanguíneo, te están tomando el pelo.
- Deja de lado toda dieta que pretenda que comas menos carbohidratos (pan, arroz, pasta, fruta, cereales y derivados o legumbres).
- Las dietas ricas en carbohidratos complejos ejercen efectos protectores sobre la salud y son fundamentales para perder peso.
- Deja también de lado cualquier dieta que asegure que no pasa nada por comer mucha carne roja, muchos embutidos (charcutería) o derivados animales. Porque sí pasa. La alta ingesta de proteína animal puede producir desde cáncer hasta obesidad.
- Las propuestas dietéticas «disociadas» (separar unos alimentos de otros en función de su composición) no son válidas para lo que prometen. Una dieta saludable no tiene que basarse en hacer malabares con los alimentos.
- El tratamiento de la obesidad, como el de cualquier otra enfermedad, hay que dejarlo en manos de expertos en el

tema. ¿Acaso dejarías que te operara de apendicitis alguien que no fuese cirujano?

¡HAZME UNA DIETA!

Marlin es un pez payaso. Es el papá de Nemo, el protagonista de la película de Disney *Buscando a Nemo*. En un angustioso momento en el que se siente abatido y desesperado por haber perdido a su hijo, se tropieza con tres tiburones con los que entabla una delirante conversación. En pleno «diálogo de besugos», los tiburones se enteran de que es un «pez payaso», y se vuelven al unísono hacia nuestro apesadumbrado Marlin para decirle:

> ¿Un pez payaso, en serio? Anda, ¡cuéntanos un chiste!

Y así es la vida del y de la dietista-nutricionista. En cuanto alguien del entorno se entera de a qué te dedicas, sea en la situación que sea (una tienda, un entierro o la reunión de la comunidad de propietarios), te suelta la eterna frase:

> ¿Dietista, en serio? Pues ya me harás una dieta, porque precisamente...

Pero lo vivimos con naturalidad y serenidad. Sabemos que la población está tan desorientada en cuestiones de dietética y nutrición que aprovechamos la oportunidad para darle cuatro consejos. Consejos que aunque no responden exactamente a sus anhelos (curación, delgadez, belleza, salud), siempre son mejores que dejar que acaben en manos de alguien que les paute una dieta en función de lo que aparece en una bola de cristal.

No es extraño que prolifere tanto apologista de las dietas mágicas: revelan una necesidad real de asesoramiento. Aunque no de esa clase, claro está. Dichos individuos no son más que oportunistas que se aprovechan de la ingenuidad ajena para colarnos suplementos sin valor comprobado a precio de oro, o cobrarnos un dineral por realizarnos un inútil análisis de sangre en el que (supuestamente) se basa el tratamiento dietético. No puedo evitar contar, de nuevo, uno de los magistrales chistes de Forges (todos lo son). Un terapeuta dice a su paciente con obesidad: «Yo no le veo nada, señora Pesádez, pero si se queda más a gusto le prescribo una *levantounapastorroscopia*». Mientras que para sus adentros piensa: «Y si cuela, cuela».

Pese a que yo no voy a *levantarte una pasta*, tampoco voy a darte la típica dieta que detalla una lista cerrada de alimentos, esas que precisan hasta los gramos. La obesidad es una enfermedad crónica, compleja y multifactorial. Como tal, requiere un enfoque personalizado (idealmente, multidisciplinar). Pero sí hay unos pasos importantes que debes tener en cuenta y que enumeraré en el apartado siguiente. En cualquier caso, recuerda que la receta para adelgazar está compuesta por cuatro ingredientes:

- Seguimiento por un especialista.
- Alimentación saludable.
- Modificación de los hábitos de vida (eso incluye hacer ejercicio físico de forma habitual).
- Sobre todo, persistencia.

Los nueve pasos de la pérdida de peso

Paso 1. ¿De verdad necesitas perder peso?

En el capítulo 1 detallé en qué consistía exactamente estar en un peso normal, qué era sobrepeso y qué consideramos obesidad. Lo resumo aquí: Divide tu peso (en kilos) por tu altura al cuadrado (expresada en metros). El resultado equivale a tu Índice de Masa Corporal (IMC). Tienes «sobrepeso» si tu IMC es igual o superior a 25 kg/m^2 y «obesidad» si tu IMC es igual o superior a 30 kg/m^2.

A continuación expongo una serie de consideraciones que deberías tener en cuenta con relación a tu peso, adaptadas de un consenso reciente de la Sociedad Española para el Estudio de la Obesidad (2007).

Si tienes un peso normal

Si estás en «normopeso» no necesitas perder kilos, pero no está de más que adoptes un estilo de vida saludable. Esto es particularmente importante si estás cerca del límite superior (IMC de 25) y cumples alguno de los siguientes puntos:

- Has padecido un exceso de peso con anterioridad.
- Tus padres sufren obesidad.
- Has aumentado más de 5 kilos en el último año.
- Eres muy sedentario/a.
- El perímetro de tu cintura es superior a 102 centímetros (varones) o a 88 centímetros (mujeres).
- Padeces diabetes, elevación de los lípidos sanguíneos o hipertensión arterial.

Si tienes sobrepeso

Tampoco es necesario que pierdas peso, siempre que no cumplas los puntos descritos en el apartado anterior. Aunque sí es muy importante que adoptes un estilo de vida saludable.

¿Esperabas que te dijera que todas las personas con sobrepeso tienen que adelgazar? Pues no es así. Muchos pacientes salen confusos de la consulta cuando su médico o su dietista-nutricionista no les piden que pierdan peso. Pero es que en la mayoría de las ocasiones sencillamente no es necesario. Sólo está indicado cuando el exceso de peso pone en riesgo tu salud. Si no es así, la disminución de peso es opcional.

Si tienes obesidad

En este caso sí que está justificada la pérdida de peso. Pero el objetivo no es que te parezcas al actor o a la actriz de moda, sino que pierdas aproximadamente el 10 % de tu peso en un plazo de seis meses. Es decir, si hoy pesas 90 kilos, en seis meses deberías pesar 81 kilos (habrías perdido aproximadamente 370 gramos cada semana). Esto sería un éxito digno de celebración. A partir de ahí, el profesional sanitario que te esté atendiendo deberá evaluar tu caso y valorar cuáles son los siguientes pasos a seguir. Recuerda que perder peso rápidamente sólo garantiza una rápida recuperación.

Paso 2. Si tienes sobrepeso u obesidad, lo primero es ir al médico

Toda persona que padezca sobrepeso u obesidad tiene que recibir obligatoriamente consejo médico. El objetivo que persigue tu médico es valorar tu estado de salud. Querrá estimar si tu exceso de peso te ha producido alguna alteración metabólica. Si fuese así, querrá reducir cualquier riesgo que ponga en peligro tu vida, tratando las enfermedades que padeces o previniendo su aparición.

Paso 3. Si puedes, acude a un dietista-nutricionista

A mí jamás se me ocurriría pedir a un arquitecto que me arregle el reloj, ni a un masajista que me revise la instalación del gas. Por la misma razón, te aconsejo que lo relativo a la dietética y nutrición lo dejes en manos de los expertos en el tema. En el título he puntualizado con un «si puedes», porque de momento la figura del dietista-nutricionista en España (a diferencia de muchos otros países) es poco común en la Sanidad Pública. Es decir, en su mayoría, te atenderán en consultas privadas. (En la página 269

> **¿QUÉ PUEDE HACER POR TI UN DIETISTA-NUTRICIONISTA?**
>
> - Te realizará una evaluación nutricional.
> - Te hará una propuesta de modificación de la conducta alimentaria.
> - Adecuará tu pauta alimentaria a tus gustos, preferencias, aversiones, costumbres y horarios.
> - Te propondrá estrategias para afrontar tu nueva pauta alimentaria en diferentes momentos del día.
> - Intentará por todos los medios que la nueva pauta no represente una ruptura con tu anterior forma de alimentarte, o, por lo menos, que la transición sea progresiva.
> - Pondrá todo de su parte para que tu alimentación no sea monótona (si así fuese, abandonarías la consulta en dos días, y con razón).

tienes información de cómo contactar con alguno de los miles de dietistas-nutricionistas que hay repartidos por todo el territorio español.)

Hay varias razones por las que es conveniente que acudas a un profesional de la dietética-nutrición:

- Aumenta tu «adherencia al tratamiento». El sólo hecho de que un dietista-nutricionista esté haciendo un seguimiento de tus progresos hace que tengas mejor disposición a llevar a cabo correctamente el tratamiento, respetando el número de comidas establecidas, eligiendo los alimentos según las pautas que te ha marcado, llevando una vida más activa, etcétera. Además, el seguimiento de alguien externo también reduce las probabilidades que abandones el tratamiento antes de tiempo y sin haber alcanzado los objetivos propuestos.
- Sigues un plan de alimentación personalizado. Tu dietista-nutricionista estudiará cuántas calorías ingerías antes de ponerte a dieta, y te propondrá una pauta alimentaria que, además de ser individualizada, tendrá menos calorías de las que tomabas previamente (dieta ligeramente hipocalórica). Los terapeutas no especializados suelen disponer de tres o cuatro tipos de dietas (que suelen guardar en el «ca-

jón derecho» de sus respectivos escritorios) y que dan indiscriminadamente a todos sus pacientes, sea cual sea su peso, altura, edad, condición física o tipo de alimentación hasta la fecha. A esto no se le puede llamar, creo yo, un «plan de alimentación personalizado».

- Reajuste dietético y de la actividad física. Tu dietista-nutricionista, además, no sólo va a calcular la ingesta de calorías que deberás llevar a cabo en función de las que tomabas de forma habitual antes de iniciar el tratamiento, sino que también tendrá en cuenta tu peso. Digo esto porque el contenido calórico de la dieta debe ir adaptándose a la pérdida de peso que va alcanzando el paciente a lo largo del tratamiento. No es lo mismo una pauta alimentaria para un paciente que pesa 100 kilos, que para ese mismo paciente cuando ha adelgazado 10 kilos. Y ocurre igual en lo referente a la cantidad de ejercicio físico recomendada en cada etapa del tratamiento.
- Evolución y resolución de problemas. Otra razón para acudir al dietista-nutricionista es que te dará apoyo. No sólo se limitará a anotar tus características (peso, altura, distribución de tu grasa) y a evaluar tu evolución, sino que resolverá los problemas que puedan surgir durante el tratamiento y te aportará un refuerzo positivo muy necesario.

Paso 4. Si puedes, acude a un psicoterapeuta

El soporte psicológico puede ser, además de útil, necesario. Un ejemplo: Raúl padece obesidad. Hoy se levanta con prisas. Llega tarde a una reunión, así que se salta el desayuno. «Mejor —piensa él— así no engordo.» A media mañana come unas pocas patatas chips y sigue con su ritmo estresante. Al mediodía, con un dolor de cabeza terrible, ocasionado por varias discusiones laborales, come cuatro galletas chocolateadas. A las seis de la tarde, agotado y hambriento, para un instante en una hamburguesería y compra el tamaño súper de todo lo que le ofrecen. Se lo come mientras conduce en dirección a otra reunión, pensando en cuánto odia su trabajo. Llega a su casa a las nueve de la noche, exhausto. Decide que se ha ganado un momento de relax. Tras dos horas viendo aburridos programas en la televisión, abre la nevera y aparece ante sus ojos una tentadora tarrina de casi un litros de helado de vainilla. Se sienta con ella en el sofá mientras cambia de canal cada dos minutos, hasta que encuentra una película interesante y se abstrae del mundo, disfrutando de ese merecido momento mágico. Al cabo de una hora, se ha acabado la tarrina. Antes de dormir recuerda que al día siguiente la rueda se pone de nuevo en marcha.

El soporte psicológico puede ser, como decía, básico en el tratamiento de la obesidad. No es nada fácil cambiar nuestra manera de alimentarnos, sobre todo cuando hay sentimientos encontrados, como la culpabilidad o la autocensura. Enfrentarnos a dicho cambio supone alterar (a veces radicalmente) nuestro estilo de vida y nuestros hábitos. El éxito del tratamiento consiste en modificar la conducta alimentaria, y eso es algo complejo. Es necesario identificar qué nos hace comer de una determinada manera e intentar controlarlo, mediante pequeños pasos exitosos, día a día. Por otra parte, el problema del exceso de peso también puede radicar en la dificultad de aceptarse a uno mismo.

En cualquier caso, los estudios sugieren que los cambios en la conducta alimentaria se asocian a pérdidas de peso exitosas. Es importante que seas consciente, si te sobra peso, de que muchas veces no es posible llegar al mal entendido «peso ideal», pero que casi siempre se puede llegar a un «peso saludable».

En la página 286, encontrarás los datos de todos los Colegios Oficiales de Psicólogos del Estado español. Si crees que recibir apoyo psicológico puede ayudarte, contacta con ellos y pide que te den el teléfono de algún experto en este tipo de terapias que quede cerca de tu lugar de residencia.

Paso 5. Apúntate a una dieta sana

Revisa los conceptos que he expuesto en el capítulo anterior sobre la alimentación. Todos son aplicables aquí. La Asociación Americana de Dietética (ADA) indica que todos los programas de control de peso deben incluir modificaciones en el estilo de vida, y eso incluye tu manera de alimentarte.

La ADA propone que las personas con exceso de peso hagan un:

> ... cambio gradual hacia un estilo de vida saludable con un incremento en la ingesta de cereales integrales, frutas, verduras y hortalizas.

¿A que no se diferencia de lo dicho hasta el momento? Si necesitas perder peso, además de seguir los pasos aquí descritos, ten presente que debes reducir ligeramente las calorías que tomas (ahí entraría el dietista-nutricionista), siempre escogiendo alimentos que te gusten. Estos alimentos tienen que aumentar tus posibilidades de éxito (no a corto, sino a largo plazo), ser saciantes y evitar que padezcas estreñimiento, otros desórdenes intestinales u otras enfermedades más graves. Ve al mercado y comprueba por ti mismo/a la variedad infinita de posibilidades culinarias que te ofrecen los frutos de tu tierra.

Aumenta tu consumo de carbohidratos

La Asociación Americana del Corazón afirmó en 2008 que:

> En la actualidad, sugerimos a los pacientes que padecen sobrepeso u obesidad y que quieran perder peso que consuman una dieta [...] con una composición de macronutrientes que se sabe que reduce el riesgo cardiovascular.

¿A qué composición se refieren? Que hable la Organización Mundial de la Salud (2007):

> Las dietas ricas en hidratos de carbono son cruciales en el control del sobrepeso y la obesidad.

Si te preguntas por qué no menciono las grasas es porque, entre otros motivos, cuando tu dieta es rica en carbohidratos es difícil que también lo sea en grasas. Una revisión publicada en el número de agosto de 2000 de la revista *The Proceedings of the Nutrition Society* justificaba este punto de la siguiente manera:

> Los consejos encaminados a incrementar el consumo de alimentos ricos en carbohidratos podrían ser más efectivos que los consejos focalizados en disminuir el consumo de alimentos grasos.

No lo dudes, pon a tu alcance, donde puedas verlos a menudo, cereales integrales (pan, arroz, pasta), frutas, hortalizas, legumbres y frutos secos. Debes reparar en ellos cuando entres en la cocina o cuando abras la nevera. El resto de los alimentos, tómalos sin remordimientos, pero en menor proporción. Sobre todo los superfluos. Ah, y recuerda: Todo cambio debe ser gradual.

Paso 6. Come poco y a menudo

Una de las normas principales de toda dieta para perder peso es realizar un *mínimo* de cinco ingestas al día. Gran parte de las personas que quieren perder peso tienden, erróneamente, a suprimir alguna comida o a realizar ayunos esporádicos. Estos pequeños ayunos se asocian, paradójicamente, a una activación de los mecanismos que almacenan grasa. Además ejercen efectos perjudiciales sobre los niveles de colesterol y de azúcar en sangre.

Las conclusiones de los estudios al respecto son que, tanto en niños como en adultos, «matar el gusanillo», siempre que sea a base de alimentos saludables, puede presentar ventajas en cuanto al control de peso. Parte de la energía ingerida en cada comida se gasta en los procesos de digestión, absorción y asimilación, y a mayor número de comidas (sobre todo si son ricas en hidratos de carbono), mayor gasto de energía. Así, tomando las mismas calorías, gastaremos más energía cuanto mayor sea el número de veces que comamos. Además, evitaremos llegar a la siguiente comida con mucho apetito, lo que nos forzaría a escoger alimentos más calóricos. Es lógico, ¿quién es el guapo que se come una zanahoria cruda tras seis horas de ayuno, teniendo al alcance de la mano un turrón de Jijona? El catedrático de Fisiología Ramón Segura explica todo esto de forma muy clara en un texto titulado «Alimentación y energía: la dictadura del metabolismo» (*Saber popular i alimentació*, 2004).

Pero todavía hay otra razón más. Comer «poco y a menudo» es un patrón de alimentación más compatible con un estilo de vida físicamente activo que con uno basado en dos o tres comidas diarias con varios platos en cada una de ellas. Intenta ponerte a hacer ejercicio después de meterte entre pecho y espalda un platazo de canelones. Dudo que resistas más de cinco minutos.

Paso 7. Reduce un poco la ración

«Pequeñas reducciones en las raciones [de los alimentos consumidos] pueden disminuir la ingesta de energía sin estimular el apetito.» Lo afirmó en la revista *The American Journal of Clinical Nutrition* un consenso firmado por tres importantísimas sociedades de nutrición (febrero de 2009). Los firmantes observaron que reducir la ración de lo que consumimos tan sólo en una cuarta parte (25 %) no sólo disminuye el riesgo de ganar peso, sino que no parece afectar a nuestra sensación de apetito. Es decir, reducir tus raciones no te supondrá un esfuerzo significativo y a cambio puede reportarte resultados exitosos a medio-largo plazo. El éxito es aún mayor si además escoges alimentos integrales, legumbres, frutos secos, frutas y hortalizas como base de tu alimentación.

Quiero cerrar este apartado con una frase tomada del libro *Krause Dietoterapia.*

> La alimentación excesiva en las sociedades occidentales se debe en parte al gran tamaño de las raciones aceptado como norma. Las raciones y las calorías que los restaurantes y los establecimientos de comida para llevar ofrecen para un menú superan a menudo las necesidades energéticas de todo el día de una persona.

Te aconsejo que cuando vayas al restaurante o pidas comida para llevar no te conformes con reducir la ración en una cuarta parte, sino que seas todavía más generoso/a con la reducción.

Paso 8. Apunta desde ahora mismo lo que comes

¿Qué es lo último que te has llevado a la boca? Si te acuerdas, deja de leer un rato y apúntalo. Si esperas al final del día o, peor aún, al final de la semana, puede que no lo hagas. Y si lo haces, tu apreciación no será en absoluto fiable. Apuntar lo que comes y bebes sirve para evaluar tus progresos y para tener una idea real y veraz de lo que consumes al día. Con tu propia lista en marcha, debes intentar responder a cuestiones como éstas:

- ¿Priorizo los alimentos integrales?
- ¿Tomo lácteos bajos en grasa?
- ¿Tomo cada día cinco raciones de fruta y verdura, como mínimo?
- ¿Me acuerdo de tomar como mínimo tres veces por semana platos a base de legumbre?

- ¿Elijo preferentemente carnes blancas, y consumo más pescado que carne?
- ¿Disminuyo al mínimo el consumo de alimentos superfluos?
- Para picar entre horas, ¿escojo alimentos saludables como los frutos secos?

Si respondes afirmativamente a todas las preguntas, ¡enhorabuena!, tus posibilidades de éxito se multiplican.

He dicho que anotar lo que comes y bebes te ayuda a evaluar tus progresos. Pero sirve en realidad para algo mucho más importante. Cuando apuntas lo que comes, disminuyes inconscientemente las calorías que tomas. Un estudio publicado en agosto de 2008 en la revista *American Journal of Preventive Medicine* mostró que las personas que anotaban diariamente lo que comían perdían el doble de peso que las que no lo hacían.

¿Cómo tienes que hacerlo? Pues como quieras, así de simple. Los investigadores del estudio citado afirmaron que: «Las anotaciones alimentarias no tienen que ser formales». Sencillamente tienes que listar los alimentos que comes a diario.

Este estudio refuerza una teoría que sostengo desde hace tiempo. De igual manera que no hace falta ser un experto en música para reconocer cuándo un piano está desafinado, tampoco es preciso estudiarse un tratado de nutrición para saber qué alimentos son superfluos. Enfrentarnos a una lista con los alimentos que comemos habitualmente nos hace ser conscientes de algo que ya sabíamos pero que la rutina o el devenir diario no nos dejaba apreciar.

Mi experiencia refleja que esta estrategia, además de favorecer que los pacientes sean conscientes de la clase de alimentos que ingieren, ayuda a que perciban *cuánto comen*. Algunos de los pacientes que padecen obesidad infravaloran el volumen de los alimentos que consumen. La lista con los alimentos ingeridos ofrece un dato objetivo, y les ayuda a darse cuenta de que deberían reducir la cantidad, el volumen o las raciones.

Paso 9. Inscríbete a una vida activa

El dibujante de cómics Quino muestra en una de sus divertidas viñetas a una mujer preocupada por su peso ante la báscula. Se viste, sube en su coche y tras un rato conduciendo lo aparca en la puerta de una iglesia. Entra y se arrodilla ante la Virgen María, suplicándole un milagro para su problema. Al salir de la iglesia se da un susto enorme: su coche ha desaparecido. En su lugar hay aparcada una bicicleta.

Y ése es el milagro: el ejercicio físico habitual. No sólo es saludable y nos pone de muy buen humor, sino que es una herramienta imprescindible para controlar el peso.

BENEFICIOS DEL EJERCICIO FÍSICO
• Favorece la pérdida de peso. • Ayuda a no recuperar el peso perdido. • Contribuye a la prevención de la obesidad, sobre todo la infantil. • Reduce el colesterol total (baja el «malo» y sube el «bueno»). • Ayuda a la prevención de enfermedades cardíacas. • Mejora el control metabólico del paciente diabético. • Favorece el mantenimiento de la densidad ósea. • Colabora en el descenso de la presión arterial en pacientes hipertensos. • Mejora el estado anímico: aumenta la autoestima porque hace que el cuerpo libere endorfinas; disminuye la ansiedad y la depresión.

No hay buena dieta sin ejercicio

Pese a que la mayoría de las dietas alternativas o *milagrosas* obvian el ejercicio físico, debes ser muy consciente de que es fundamental. Las personas que pierden peso a base de reducir la ingesta de alimentos, pero que no realizan suficiente actividad física, pierden masa muscular. Esta pérdida de músculo provoca que la energía que gasta su cuerpo habitualmente disminuya. Así, cuando vuelven a su alimentación anterior tienen más riesgo de almacenar energía, ya que su gasto es menor, pero su ingesta es la misma. Por ello es necesario que combines los consejos die-

> **¿ESCALERAS O ASCENSOR?**
>
> La revista *Obesity Reviews*, órgano oficial de difusión científica de la Asociación Internacional para el Estudio de la Obesidad, publicó en su número de febrero de 2006 una investigación relacionada con la costumbre de subir en ascensor en vez de hacerlo por las escaleras. Una de las conclusiones de los autores, pertenecientes a la Facultad de Medicina de la Universidad de Pensilvania (Filadelfia), es la siguiente:
>
> > Un incremento en un 2,8 % en el uso de escaleras por parte de quien suele escoger el ascensor se traduciría en una pérdida de peso (y/o prevención de la ganancia) de 300 gramos anuales.
>
> Es decir, tras realizar ese minúsculo incremento en el uso de escaleras (2,8 %), perderías (o evitarías ganar) 300 gramos al año. Si te parece poco, aumenta el porcentaje y el número de años, y verás.

téticos con la actividad física habitual. El éxito que se consigue con el ejercicio físico es doble; por un lado, mantienes el tono muscular y, por el otro, aumentas el gasto de energía.

Elige una actividad física que te guste

La principal característica que debe tener todo ejercicio físico que vayas a realizar es que te guste, que sea divertido, que vaya con tu manera de ser. Para unos puede ser nadar, para otros andar, bailar, correr o jugar a tenis…, lo importante es que te sientas cómodo realizándolo.

> **ESTRATEGIAS PARA ELEGIR UN TIPO DE EJERCICIO ADAPTADO A TUS GUSTOS**
>
> - Intenta escoger un ejercicio que, para realizarlo, no tengas que desplazarte lejos de casa.
> - Si te apuntas a un gimnasio o piscina, asegúrate de que tu economía te permitirá mantener el gasto que te suponga.
> - Plantéate en qué horas lo practicarás y llega a un acuerdo con tu familia para «cuadrar agendas».
> - Motiva a familiares o amigos para que se apunten a hacer ejercicio contigo.

Si ya has aumentado tus actividades cotidianas y has elegido un ejercicio para hacer de manera rutinaria (programada o planeada), plantéate si le estás dedicando un mínimo de 45 minutos diarios, ya que éste es el tiempo mínimo a partir del cual empiezan a producirse, en personas con exceso de peso, mejoras en el control del sobrepeso o en el estado del corazón y de las arterias.

Al principio, plantéate retos fáciles

¡Buenas noticias! El ejercicio físico, por mínimo que sea, puede aportarte grandes recompensas, y, además, cualquier edad es buena para realizarlo siempre que lo aconsejen profesionales (consulta las páginas 280-286).

Según los expertos, las actividades de intensidad media-baja son muy beneficiosas, ya que ofrecen una mayor facilidad para participar en ellas y conseguir resultados favorables. Si te has pasado toda la infancia sentado frente a un pupitre escolar y gran parte de tu edad adulta frente a un ordenador, el riesgo de lesionarte si haces mucho ejercicio es muy alto. Las articulaciones tardan en adaptarse al ejercicio más tiempo que el corazón o el músculo. Por lo tanto, lo sensato es que empieces planteándote pequeños retos fáciles de cumplir. Una vez cumplidos, es momento de seguir avanzando.

Te recomiendo que vuelvas un momento al capítulo anterior y repases los «14 consejos antiexcusas para mantenerse activo». Una vez los hayas integrado en tu vida, te será más fácil realizar ejercicio físico planeado, varias veces por semana.

Poco a poco, aumenta el ritmo

Si ya cumples todos los puntos anteriores, ¡enhorabuena! Las mejoras en tu estado de salud y en el control de tu peso están garantizadas. Sin embargo, para conseguir un auténtico «golpe de efecto» es necesario que aumentes de forma paulatina la cantidad de ejercicio que realizas hasta llegar a un mínimo de una hora al día. En tal caso, las ventajas que obtienes no sólo son óptimas, sino que además serán duraderas. Te sentirás mejor, con más energía. Estarás más relajado, con menos estrés. Tendrás los músculos más tonificados y lo más importante, controlarás tu peso corporal y tu riesgo cardiovascular.

Hay autores que consideran que para que una persona con obesidad tenga éxito a largo plazo en la pérdida de peso corporal y en el mantenimiento de dicha pérdida, debe realizar dos horas y media diarias entre actividad física y ejercicio físico. Es importante recordar la diferencia entre una y otro. Hablamos de «actividad física» o de que permanecemos físicamente activos cuando realizamos actividades cotidianas que nos mantienen en movimiento como subir escaleras, limpiar, andar, etcétera; es decir, cuando no estamos en estado de reposo. En cambio, el «ejercicio físico» implica una actividad vigorosa planificada y estructurada (a menudo, se dice que para que un ejercicio físico pueda ser considerado como tal, el ritmo respiratorio tiene que haberse elevado tanto que a la persona le resulte difícil mantener una conversación al mismo tiempo).

ESTRATEGIAS PARA MANTENER EL BUEN HÁBITO DE HACER EJERCICIO FÍSICO

- Anota tus progresos. Si dije anteriormente que apuntar lo que comes es muy útil para el control del peso, sucede lo mismo con el ejercicio.
- Haz mejoras progresivas, así evitarás lesiones que te alejarían de tu objetivo.
- Plantéate objetivos sensatos. Prohibido planear la maratón de Nueva York para el mes que viene.
- Estimula tu flexibilidad. Los estiramientos deben realizarse manteniendo una posición cómoda que produzca una sensación de tensión agradable en el grupo muscular que quieras estirar y que permita respirar cómodamente. Se deben mantener durante 20-30 segundos y repetirse dos veces cada uno.
- Recuerda que el aumento de la actividad física en adultos puede requerir, en determinados casos, que venga precedido del consejo médico pertinente. Si padeces *obesidad*, lo ideal sería que evaluase tu estado de salud un médico del deporte. Tienes información al respecto en www.gedeme.es.

Mantén el buen humor

El buen humor supone una estrategia muy inteligente para encarar los retos y las dificultades de la vida, ya lo sabes. Por eso, para finalizar estos nueve pasos, voy a reproducir un correo electrónico anónimo, que me llegó hace algún tiempo. ¿Por qué no? Reír, o mejor aún, saber reírse de uno mismo, puede ser el broche de oro a todos los cambios positivos que desde hoy vas a hacer, sea para perder peso o por salud o por ambas cosas.

- Si comes algo y nadie te ve, no tiene calorías.
- Si tomas un refresco *light* con una chocolatina, las calorías de la chocolatina se cancelan con el refresco *light*.
- Cuando comes con alguien, si no comes más que los otros, las calorías no cuentan.
- La comida utilizada con fines medicinales nunca cuenta, como el chocolate caliente, la leche con miel y coñac, etcétera.
- Si engordas a los que tienes a tu alrededor, tu parecerás más delgad@.
- Las cosas que se comen en el cine, como chocolatinas, refrescos de cola, palomitas, etcétera, no tienen calorías adicionales.
- Los trozos de galleta no tienen calorías. El proceso de rotura produce pérdida de calorías.
- Chupar las cucharas y cazos cuando estamos cocinando no tiene calorías adicionales.

Nueve consejos finales

Consejo 1. No le pongas «fuerza de voluntad»

Es muy importante que no te enfrentes a la pérdida de peso recurriendo a tu fuerza de voluntad. El manejo de tu peso no puede estar supeditado a que seas un Hércules del autocontrol.

Las personas que han perdido peso y que han conseguido mantener la pérdida son aquellas que han asumido en su rutina diaria un estilo de vida activo y que han aprendido a alimentarse de manera saludable y a la vez gratificante. Cuando juegas por primera vez al ajedrez, las normas te parecen complicadas. Pero al cabo de un tiempo ni te planteas por qué los alfiles se mueven en diagonal. Disfrutas del juego.

Consejo 2. Fíjate un objetivo razonable

Muchos pacientes acuden a mi consulta quejándose de que no logran perder los kilos «que me sobran». Yo suelo responderles algo así: «Con paciencia veremos si te sobran kilos o no, si tienes que perderlos o no y si la estrategia que utilizas es la correcta». Tener falsas expectativas es muy negativo. Un excesivo optimismo inicial crea más adelante un sentimiento de decepción en el paciente difícil de manejar.

En cualquier caso, si padeces obesidad, tienes que saber que no es razonable (y a veces no es posible) llegar a una situación de «normopeso» (IMC menor de 25).

Los objetivos de adelgazamiento que nos planteamos actualmente los profesionales que nos dedicamos al control de peso no se centran en que el paciente alcance un «peso ideal», o que llegue al peso que el paciente preconcibe como «su objetivo», sino en conseguir pequeñas pérdidas de peso (de un 5 a un 10 % del peso inicial), aunque, eso sí, mantenidas a largo plazo. Si bien es cierto que podrías llegar al peso que te *gustaría*, lo más probable es que te fuera imposible mantenerlo.

Además, conviene que la pérdida de peso se produzca de forma lenta y progresiva. Las bajadas bruscas de peso (se consiguen a base de dietas *milagrosas*) conducen al llamado «efecto yoyó», que suele traducirse en que al final acabas pesando más de lo que pesabas antes de iniciar la dieta. Las autoridades científicas en obesidad aconsejan hoy que la reducción de peso (si es que está indicada) oscile entre los 0,5 kilos/semana y 1 kilo/semana.

Pero no sólo tú tienes que evitar caer en falsas expectativas. Tu familia, amigos y círculo de conocidos pueden minar tus logros (sin quererlo) si esperan demasiado del tratamiento que estás siguiendo. En caso de que creas que es necesario, adviérteles para que puedan ser conscientes de ello.

Consejo 3. Nunca cedas ante la adversidad

Como en todo proceso, es de esperar que se te presente algún contratiempo y que te entren ganas de echarlo todo a rodar en este cambio hacia un estilo de vida más saludable que te permita controlar tu peso. No permitas que un revés destruya tu confianza en que vas a ser capaz de llevar a cabo el cambio que te has propuesto como meta. Mira la vida por el lado positivo y ten presente que «El viaje de las mil millas empieza con el primer paso».

Hará unos años pasé por un mal momento. José Antonio, mi suegro, me dijo una frase muy simple, pero que me ayudó muchísimo: «Afloja la cuerda, Julio, pero no la sueltes». Lo mismo te digo hoy a ti.

Consejo 4. Prohibido prohibir alimentos

Recuerda que una cosa es que te aconsejen que priorices unos alimentos y que disminuyas el consumo de otros, y otra bien distinta es que te *prohiban* un alimento o un grupo de alimentos. La rigidez excesiva y no permitirte *nunca* una transgresión mina el éxito de tu proceso de cambio. Pero hay algo más. Hay una norma no escrita conocida por todos los profesionales de la alimentación resumida en la frase «Prohibir es despertar el deseo». En cuanto se le prohíbe a un paciente un alimento, su interés por consumirlo aumenta progresivamente, hasta que llega un día en que no puede más y se pega un «atracón». Luego vienen dos malestares: el intestinal, y el que provoca el sentimiento de culpa.

Consejo 5. Cuidado con el alcohol

Acabo de decir que no es bueno prohibir alimentos y mira por dónde ahora te aconsejaré que no tomes bebidas alcohólicas. En mi defensa alegaré que el alcohol no es un alimento. Si has leído lo que he escrito de las bebidas alcohólicas en capítulos anteriores, ya sabes que no soy precisamente un entusiasta de su promoción. En este caso sólo añadiré lo que apuntan dos autoridades en nutrición:

El Ministerio de Salud Americano afirma:

> El consumo de alcohol no sólo incrementa el número de calorías de la dieta, sino que se ha asociado con la obesidad tanto en los estudios epidemiológicos como en los experimentales.

Y, por su parte, Molly Gee, L. Kathleen Mahan y Sylvia Escott-Stump (2009) afirman:

> Desde el punto de vista metabólico, el alcohol se comporta como la grasa porque disminuye su oxidación [...] los bebedores moderados tienden a ganar peso por las calorías procedentes del alcohol que añaden a su dieta. El consumo habitual de etanol [alcohol] por encima de las necesidades de energía favorece el almacenamiento de lípidos [grasas], la ganancia de peso y la obesidad.

Consejo 6. Da el pecho

Los estudios no dejan lugar a dudas: las mujeres que dan el pecho a sus hijos recuperan su peso anterior al embarazo con mayor rapidez que las que alimentan a sus hijos con el biberón. El último estudio, que apareció en el número de diciembre de 2008 de la revista *The American Journal of Clinical Nutrition*, consistió en un seguimiento de nada menos que 36.030 mujeres. Los beneficios para la madre en cuanto al control de peso son más evidentes a partir del sexto mes de lactancia, sobre todo si la lactancia hasta ese momento ha sido exclusiva (es lo aconsejable). Si además la lactancia se mantiene hasta los dieciocho meses del bebé, los efectos positivos sobre el control de peso de la madre son mayores.

Según la prestigiosa Asociación Americana de Dietética (ADA), los profesionales sanitarios deberían aconsejar a todas las madres que acudan a grupos de apoyo para la lactancia materna. Pero este consejo es particularmente importante en dos grupos de madres: en las mamás primerizas y en las que padecen sobrepeso u obesidad. Estas últimas pueden experimentar, según la ADA, ciertas dificultades iniciales relacionadas con la respuesta de una hormona llamada prolactina, que podría dificultar la lactancia en los primeros momentos. En cualquier caso, según se desprende de una investigación publicada en mayo de 2004 en la revista *Pediatrics*, con un poco de apoyo inicial, estas mujeres pueden dar el pecho todo el tiempo que quieran y con el mismo éxito que cualquier otra madre. Teniendo en cuenta, además, los múltiples beneficios que esta práctica aporta no sólo al bebé, sino a la madre, creo particularmente importante recordar que en España disponemos de muchísimos grupos de apoyo altruistas, coordinados por la Federación Española de Asociaciones y Grupos pro-Lactancia Materna (consulta la página 275).

Consejo 7. Disfruta de las ocasiones «excepcionales» con moderación

Los alimentos superfluos como los refrescos, la bollería, la repostería (aunque sea casera) y los dulces en general conviene consumirlos de forma excepcional. Resérvalos para situaciones especiales. Disfrútalos y saboréalos con moderación, pero sin remordimientos.

Aunque a veces lo de «excepcional» es un decir. Me explico. Hace poco, en una panadería, observé un calendario que me dejó de piedra. Creo que venía firmado por el gremio de pasteleros. Cada semana aparecían diferentes sugerencias de repostería, vinculadas a celebraciones varias. Algunas tenían que ver con un santo o una santa de renombre, pero muchas otras sencillamente estaban relacionadas con el día de la semana (p. ej.: los sábados, profiteroles de crema; los domingos, pastel de trufa). Si contabilizáramos las calorías que tomaría una persona que siguiera tales sugerencias, es probable que la cifra resultante fuese tan alta que convirtiera a esa persona, en unos años, en «obesa mórbida».

Es importante que vigiles especialmente en las celebraciones, cumpleaños e invitaciones, porque son ocasiones tentadoras que pueden lograr que, por ejemplo, el sano propósito de reducir los alimentos superfluos a una vez por semana se vaya al traste. Si tu red social es tan amplia como la mía, sabrás que no exagero.

Y si eres tú quien invita, intenta no comprar más de lo necesario. Ten también presente que cuando la gente que nos rodea come alimentos insanos, somos mucho más vulnerables a consumirlos nosotros también. Por cierto, es mucho mejor que las sobras de las fiestas no se queden en tu casa; eso evitará poner a prueba tu tentación.

Los sábados son unos días particularmente delicados, a juzgar por el resultado de un estudio publicado en noviembre de 2009 en la revista *European Journal of Clinical Nutrition*. En un seguimiento de más de 30.000 europeos, se observó que la mayor ingesta de energía se realiza los sábados. Le siguen de cerca los viernes y los domingos. Puedes realizar alguna transgresión en tu norma en algún momento puntual. Simplemente se trata de que estés alerta en esos días, claro está.

Un estudio publicado en la misma fecha y en la misma revista nos aporta otro dato que no podemos pasar por alto. Cuando comemos fuera de casa tomamos más grasa, más azúcares, más alimentos superfluos y menos alimentos con fibra que cuando comemos en ella. No digo que comas todos los días en tu casa, pero sí que extremes tu cautela cuando comas en un restaurante o cuando te inviten unos amigos.

Consejo 8. Come despacio

Mi madre acaba de espetarme un «¿Lo ves?». Ella siempre ha dicho que comer sin prisas y masticar despacio los alimentos podría ayudar a controlar el peso corporal. No sé si esta teoría es de su propia cosecha o si se la ha oído a algún experto, pero el caso es que investigadores de la Universidad de Medicina de Atenas publicaron en la revista *The Journal of Clinical Endocrinology and Metabolism* (octubre de 2009) que nuestro mecanismo del apetito y nuestro control natural del proceso de la saciedad se regulan mejor si nos tomamos la comida con cierta calma. Otra razón de peso más para hacer caso a mi madre.

Consejo 9. Búscate refuerzos

Adelgazar en pareja es más eficaz. Como casi todo. Pero no sólo tu pareja puede ayudarte. Explica a tu familia que su ayuda y apoyo en tu decisión serán bien recibidos. Es probable, además, que se apunten a tu nuevo estilo de vida y hagan más ejercicio y coman más alimentos saludables. Lo dicho para la familia también es válido para tu grupo de amigos y compañeros de trabajo. Tanto el refuerzo familiar como el social han demostrado facilitar la pérdida de peso. Di a tu familia que sería mejor que en tu hogar sólo hubiera alimentos saludables. Si encuentras a alguien con quien pasear o realizar tu ejercicio físico preferido, mejor que mejor. Te dará razones para seguir en los días difíciles, y viceversa.

Peso, salud y belleza

Es sabido que el sobrepeso y la obesidad aumentan el riesgo de padecer numerosas enfermedades, aunque existe actualmente una acalorada discusión por parte de las autoridades mundiales en control de peso corporal: ¿Es mejor tener sobrepeso y estar «en forma» que tener normopeso y ser un sedentario recalcitrante? Las discusiones científicas sobre este tema suelen titularse «*Fitness or fatness?*», título que plantea la duda de qué sale más a cuenta: tener una buena forma física (*fitness*) pese a padecer sobrepeso (*fatness*) o mantener un peso normal pero ser sedentario. Las respuestas de los estudios al respecto no son concluyentes, pero muchos indican que podría ser mejor estar en forma, pese a tener unos kilos de más, que mantener un peso saludable pero no realizar ejercicio físico.

Así, el hecho de que te mantengas en tu peso aunque no te muevas del sofá no sólo no te garantiza gozar de buena salud, sino que te desautoriza para «juzgar» a quien tiene unos cuantos kilos de más pero se mantiene físicamente activo. Es muy probable que te convenga más dejar este libro y ponerte a andar que seguir leyendo. Lamentablemente, España es líder en Europa en sedentarismo. Ostentamos este dudoso honor junto a otros no menos vergonzosos, como ser líderes en alcoholismo, consumo de drogas, tabaquismo durante el embarazo o accidentes laborales.

Otra relación entre peso y salud que no podemos obviar es que obsesionarse (injustificadamente) con conseguir la «delgadez» puede estar en el origen de graves enfermedades, como la anorexia nerviosa. Consecuentemente, obsesionarse con el concepto «adelgazar» puede afectar a la salud si se lleva hasta límites extremos. (Para obtener información sobre organizaciones y asociaciones de apoyo a la anorexia, consulta la página 272).

Por último, hay quien quiere convencernos de que debemos identificar la belleza con la delgadez, lo cual es una equivocación de marca mayor. La delgadez no es sinónimo de belleza, por más que los anuncios de moda nos inunden de modelos delgadas. La percepción estética que entiende el mensaje «delgadez» como la clave de la belleza física va en dirección contraria al sentido común. Cuando alguien juzgue tu belleza por tu peso, por tu altura, por tus arrugas o por el color de tu piel, dale la espalda. Si alguien te discrimina por cualquiera de las razones anteriores, denúncialo. Pero sobre todo recuerda esta frase que Antoine de Saint-Exupéry incluyó en su fabuloso libro *El principito*:

> Sólo con el corazón se puede ver bien; lo esencial es invisible para los ojos.

B. M. son las iniciales de la mujer que ganó, en el mismo año, los premios de Playboy «Modelo del año» y «Cyber chica del año». Son dos premios que, por lo visto, no suelen recaer casi nunca en una misma persona. Su figura se aleja muchísimo de la de cualquier chica de una revista de moda dirigida a mujeres. No está nada delgada, pero se percibe claramente en su mirada que se gusta mucho a sí misma. Es decir, su autoestima como mujer es alta. Y esto es muy importante. Tal y como afirman Allan y Barbara Pease en su *best seller Por qué los hombres quieren sexo y las mujeres necesitan amor*:

> Cuando un hombre está con una mujer, generalmente se siente motivado por sus características físicas más destacables y está ciego a sus imperfecciones. Si va a tomar algo o a cenar con ella [...] cualquier defecto que ella puede creer que tiene deja de existir para él [...]. Lo que desencanta a muchos hombres no es el tamaño o la forma del cuerpo de la mujer; es el tamaño de la inseguridad de la mujer sobre cómo percibe su propio cuerpo.

8

Enigmas dietéticos

> En el lenguaje científico, la claridad es la única estética permitida.
>
> GREGORIO MARAÑÓN

> La ciencia es el gran antídoto contra el veneno del entusiasmo y de la superstición.
>
> ADAM SMITH

En la presentación de este libro te planteé una serie de cuestiones para que vieras que no todo lo relativo a la alimentación puede resumirse con un «sí» o con un «no». En este breve capítulo, además de resolver dichas cuestiones, he añadido otros «enigmas» que se nos plantean a diario a los dietistas-nutricionistas. Algo me dice que es muy probable que ronden también por tu mente.

QUIEN PICA ENTRE HORAS ¿ACABA GANANDO PESO?

Los datos disponibles indican que las personas que comen a menudo no presentan un peso corporal mayor que las que realizan un número inferior de ingestas al día. De hecho, hay varios estudios que muestran que dividir el número de veces que comemos en muchas ocasiones (hasta nueve) puede ser de gran ayuda para controlar nuestro peso. Pero no sólo eso, también puede servir para reducir nuestro riesgo de sufrir enfermedades cardiovasculares. Un estudio sobre más de 14.500 individuos observó que quienes comían seis o más veces al día disminuían su riesgo de padecer afecciones cardíacas de un 10 a un 20 % en comparación con quien comía una o dos veces al día.

Una de las explicaciones a estas observaciones radica en que comer a menudo ayuda a controlar el apetito y previene la ingesta excesiva.

En cualquier caso, no es en absoluto conveniente ingerir por encima de nuestro apetito, aunque sea «picando entre horas», sobre todo si lo que tomamos son alimentos superfluos y repletos de calorías. El mensaje que se desprende de los estudios es que es mejor evitar atracones y empachos (que suelen darse cuando pasamos varias horas de ayuno) y dividir el número de comidas en varias ocasiones, idealmente más de cinco, siempre tomando alimentos saludables.

Las bebidas refrescantes «sin azúcar» ¿sirven para controlar el peso corporal?

¿Es verdad que las bebidas «sin azúcar» no tienen calorías? Esta pregunta la escucho o leo por lo menos una vez a la semana. La respuesta es bien simple: sí, es cierta. Pero la respuesta a la pregunta «¿Sirven para controlar el peso?» no es tan monosilábica.

Algunos estudios indican que si las personas que consumen muchos refrescos azucarados los sustituyen por refrescos «sin azúcar», y además siguen una dieta con menos calorías, pueden perder peso. No obstante, sin la dieta baja en calorías el beneficio parece diluirse. Eso sostiene un estudio aparecido en enero de 2009 en la revista *The American Journal of Clinical Nutrition*. Más recientemente, en diciembre de 2009, el doctor David S. Ludwig presentó la siguiente reflexión en la prestigiosa revista *JAMA*:

> Aunque las bebidas dietéticas produjeran una pérdida de peso a largo plazo tras sustituir las bebidas azucaradas, podrían promover la ganancia de peso corporal si se consumen en sustitución de bebidas no azucaradas.

La conclusión es simple: Si estás muy acostumbrado/a a tomar muchas bebidas azucaradas, es momento de pasarse a las que no tienen calorías. Poco a poco, conviene que vuelvas a la sana costumbre de hidratarte a base de agua. Si no tomas bebidas azucaradas, que nadie te convenza de que las bebidas sin calorías son inofensivas, porque podrían no serlo.

La leche entera ¿contiene más nutrientes que la desnatada?

La leche entera y la desnatada tienen la misma cantidad de proteínas y de calcio. Sin embargo, el contenido en vitaminas A y D es inferior en la desnatada. ¿Es importante este punto? Pues no, porque el contenido de dichas vitaminas en la leche entera es muy bajo, así que si nos pasamos a la desnatada, dejamos de tomar una pequeñísima cantidad de vitaminas A y D (que podemos conseguirlas de otras fuentes) pero también nos evitamos tomar una alta cantidad de grasas saturadas. Dos terceras partes de la grasa láctea son del tipo saturada. Tanto es así que tres vasos de leche entera contienen tanta grasa saturada como diez lonchas de beicon. Pero no sólo eso, sino que de entre los varios tipos de ácidos grasos saturados que existen, el más peligroso para la salud si lo tomamos en exceso (el ácido mirístico), es el característico de la grasa láctea.

La cantidad de grasas saturadas que tomamos está muy por encima de la recomendada, y supone un riesgo notable para nuestra salud a largo plazo, seamos niños o adultos. No es de extrañar, por tanto, que el Reino Unido haya retirado de sus escuelas la leche entera.

En resumen, teniendo en cuenta que una de las principales fuentes de grasas saturadas en Occidente son los lácteos, es sensato escoger lácteos desnatados.

Tomar calcio ¿protege nuestros huesos de las fracturas?

El calcio es necesario para nuestros huesos, no cabe duda. Tomar mucho calcio ¿protegerá de las fracturas? Recientes investigaciones señalan que la importancia del calcio para prevenir fracturas óseas sólo sería patente en personas que toman muy poca cantidad de dicho mineral y toman poca vitamina D (necesaria para aprovechar el calcio). Pero hay algo más: Una extensa revisión de la literatura científica publicada en diciembre de 2007 en la revista *The American Journal of Clinical Nutrition* concluyó que los suplementos de calcio (pastillas o similares) podrían aumentar el riesgo de fracturarnos la cadera. Al parecer, tomar calcio muy por encima de las recomendaciones hace más frágiles nuestros huesos.

¿Y el calcio de los alimentos? Pues protege nuestros huesos, sin duda, pero si actúa junto a otros muchos factores. El hueso no es sólo calcio, y el calcio no funciona bien de manera aislada, de la misma manera que un solo jugador no puede ganar un partido de fútbol. Tal y como afirmaron Jeri W. Nieves y Robert Lindsay en el editorial de la revista citada en el párrafo anterior, «Una dieta equilibrada es importante, y la evaluación de un elemento y vitamina no refleja toda la historia». No sólo eso, sino que en el crecimiento, la composición y la masa del esqueleto influyen varios factores, de los cuales la nutrición es solamente uno. Hay otros muchos otros factores, como el tabaco, el alcohol o el sedentarismo. Algunos autores consideran que la masa ósea depende más del ejercicio físico que del calcio ingerido.

¿Tomamos suficiente calcio? Veámoslo. Las últimas estimaciones (Hunt y Johnson, 2007) indican que ingerir 741 miligramos al día de dicho nutriente es suficiente. Como en España tomamos aproximadamente unos 800 miligramos al día, podemos concluir que, en general, no es necesario que nos insistan en la importancia de este nutriente.

¿Qué conclusión extraemos de estos datos? Que no podemos sobrepreocuparnos por el calcio y, a la vez, desatender la importancia de un estilo de vida saludable.

Los lácteos ¿producen mucosidades?

Buena parte de los terapeutas alternativos afirman que los lácteos incrementan la producción de moco por parte del sistema respiratorio. Esta producción mucosa causaría, según ellos, asma u otros problemas respiratorios. Infinidad de personas dejan de tomar lácteos por esta razón.

Hasta 2005 había pocos estudios que hubiesen evaluado dichas teorías a fondo (que, por cierto, no tienen base fisiológica que las sustente). Pero en diciembre de 2005 una serie de científicos se tomó la molestia de evaluarlas en humanos. Los resultados de su investigación, publicada en la revista *Journal of the American College of Nutrition*, son suficientemente explícitos: «Las recomendaciones de abstenerse de tomar productos lácteos de acuerdo con la creencia de que inducen los síntomas del asma no tienen sustento en la literatura científica».

El uso de un suplemento vitamínico-mineral ¿está justificado en atletas?

Las recomendaciones de vitaminas y minerales son exactamente iguales para atletas que para el resto de la población. Sería lógico pensar que necesitan más de dichos nutrientes, pero también es cierto que toman una mayor cantidad de alimentos. Si las calorías que toma la población no deportista ronda las 2.000-2.500 kcal/día, los atletas de élite pueden llegar a tomar 8.000 kcal diarias.

Algunas vitaminas, además de cumplir su función nutritiva, se comportan como antioxidantes, como la vitamina E o la vitamina C. Digo esto porque hay empresas que quieren convencernos de que los atletas necesitan más antioxidantes porque su «estrés oxidativo» es muy alto. Son las empresas que comercializan dichos antioxidantes, claro. Sin embargo, los comités de expertos en nutrición y deporte afirman que pese a que es cierto que el deporte aumenta dicho estrés oxidativo, a medida que incrementamos la actividad física, aumenta la funcionalidad de nuestro sistema antioxidante. Es decir, estos antioxidantes son innecesarios.

Pero como en casi todo, hay excepciones. Si los deportistas disminuyen de forma voluntaria las calorías que toman, realizan prácticas severas de pérdida de peso, eliminan grupos enteros de alimentos, toman poca fruta y verdura o siguen dietas muy desequilibradas con un alto contenido en azúcares simples (prácticas totalmente desaconsejadas), es recomendable que tomen diariamente un suplemento con vitaminas y minerales. El atleta debe saber, en cualquier caso, que el suplemento no va a aumentar su rendimiento deportivo. Dicho suplemento no debería superar las recomendaciones de ingesta diaria para ningún nutriente. Esta información está en la etiqueta del producto (es obligatorio indicar este tipo de datos).

Los atletas ¿tienen que tomar más proteína?

Los atletas toman suficiente proteína y cubren las recomendaciones establecidas para este nutriente. La Comisión Europea afirmó en 2001 que aunque «los atletas siguen pensando, como los antiguos olímpicos, que se necesita proteína extra para el rendimiento máximo», no hay evidencias científicas que apoyen esta creencia. Pese a ello, la industria de los suplementos dietéticos vende decenas de productos en los que se sugiere que las proteínas o los aminoácidos (los componentes estructurales de las proteínas) pueden mejorar el rendimiento deportivo de los atletas.

El dietista-nutricionista Juan Revenga incluye un ejemplo en su libro, que les recomiendo, *Con las manos en la mesa*, que es digno de tener en cuenta. Por lo visto, un médico español se hizo famoso porque, tras dar a los jugadores del Sevilla Fútbol Club en los descansos de los partidos una «papilla de aminoácidos», dicho club cosechó numerosos éxitos. ¿Ganaba el Sevilla partido tras partido «gracias» a la papilla? Al médico le llovían las ofertas en aquellas fechas. ¿Qué pasó con él? Juan Revenga nos cuenta el final de la historia:

> El siguiente año prestó sus conocimientos al Zaragoza, que, jugando entonces en la 1.ª División, bajó a 2.ª. Algunos dirán que bajó… pese a la «papilla». El caso es que ya no se ha vuelto a saber de ella.

Consumir pescado ¿reduce el riesgo de padecer enfemedades cardiovasculares?

Aunque los estudios indican que quien toma pescado disminuye su riesgo de sufrir afecciones cardiovasculares, no está claro que los nutrientes de este alimento sean el factor que justifica su efecto protector. Hay que tener en cuenta que la población toma una alta cantidad de cárnicos y derivados. Tomar pescado disminuye, lógicamente, la ingesta de carne roja y de alimentos procesados que la contienen. Así, tomar pescado supone ingerir menos grasas saturadas, que en exceso ponen en riesgo nuestra salud.

Es decir, si la dieta es rica en alimentos de origen vegetal (cereales integrales, legumbres, frutos secos, frutas y hortalizas), añadir pescado no va a disminuir el riesgo de mortalidad. Pero sí lo hará si la persona que pasa a tomar pescado lo hace en sustitución de cárnicos o derivados (tocinería, charcutería, embutidos, etcétera).

Los frutos secos tienen muchas calorías, ¿hay que vigilar su consumo en caso de obesidad?

Los frutos secos tienen muchas calorías, nadie lo discute. Pero no está nada claro que quien padece obesidad deba restringir su consumo. Los estudios sobre el tema reflejan que consumir habitualmente frutos secos se asocia a un mejor control del peso corporal. Las investigaciones que han basado sus estudios en el consumo de frutos secos no han concluido que tomarlos suponga un riesgo para el control de peso, sino más bien lo contrario. Las razones que justifican estos hechos son varias. Una de ellas es que los frutos secos son muy saciantes y, por tanto, desplazan nuestro consumo de otros alimentos menos saludables. Pero hay otras razones que están actualmente siendo investigadas.

Sabemos que consumir frutos secos previene las enfermedades crónicas típicas de Occidente y que su ingesta no parece suponer un riesgo para el control de peso corporal, por lo tanto no es de extrañar que actualmente los informes de dietética y nutrición promuevan su consumo.

En cualquier caso, si una persona padece obesidad no es conveniente que *abuse* del consumo de ningún alimento, y eso incluye a los frutos secos. El mecanismo de la saciedad funciona mejor con los alimentos ricos en fibra, como los frutos secos, pero dicho mecanismo puede no estar bien regulado en personas que padecen obesidad.

¿La fruta tiene azúcares simples que facorecen el exceso de peso?

Es cierto que los azúcares simples, sobre todo si están ocultos dentro de un refresco, se asocian al exceso de peso. Pero de ahí a afirmar que los azúcares de la fruta engorden va un mundo. La fruta no sólo no engorda, sino que además ayuda a controlar nuestro peso. Lo afirmó en 2003 la Organización Mundial de la Salud en un documento llamado «Dieta, nutrición y prevención de las enfermedades crónicas». Pero ¿las frutas no tienen mucho azúcar? Veamos. La expresión «azúcares libres», según la OMS, se refiere a los azúcares añadidos a los alimentos por el fabricante, el cocinero o el consumidor, más los azúcares presentes de forma natural en la miel, los zumos de frutas y los jarabes; los provenientes de la fruta entera quedan excluidos. Es decir, los azúcares que ponen a riesgo nuestro peso corporal y nuestros dientes (por la caries) no están en nuestras deliciosas frutas. Y eso incluye el plátano, el melón, la sandía o los higos. Menciono estas frutas porque muchos pacientes me preguntan repetidamente si pueden comerlas sin remordimientos. Y sí, pueden.

Los congelados ¿pierden nutrientes?

Un buen proceso de congelación garantiza la conservación de todos los nutrientes. Pero eso sólo sucede si se respeta la llamada «cadena del frío», es decir, si la temperatura del alimento no ha subido en ningún momento (transporte, exposición en la tienda, envío a domicilio, etcétera). Un estudio publicado en la revista *OCU-Compra Maestra* (n.º 278) mostró que el mayor riesgo de romper esta cadena del frío se produce cuando solicitamos a un supermercado que nos envíe un congelado a domicilio (casi nunca se respeta la cadena del frío). Además, no todos los arcones congeladores de los supermercados mantienen una temperatura mínima de -12 ºC. Toma nota de estos cinco consejos:

1. Comprueba que los termómetros de los expositores están, como mínimo, a –18 ºC.
2. Evita escoger los alimentos que estén colocados por encima de la línea de carga máxima
3. Escoge congelados que tengan poca escarcha.

4. El glaseado (fina capa de hielo que protege a algunos alimentos, como los filetes de pescado) debe ser liso y transparente
5. Cuando hagas tus compras, deja los congelados para el final, y emplea bolsas isotérmicas o una nevera portátil si tu domicilio no está cerca.

Las mujeres que dan el pecho ¿tienen que beber más agua?

Las necesidades de agua en la lactancia aumentan. Es natural, porque la madre está produciendo leche, y esta leche está compuesta en su mayoría de agua. Así, las recomendaciones de ingesta hídrica son superiores en las mujeres lactantes que en el resto de la población. Pero es lógico pensar que el mecanismo de la sed no se olvidará de alertar a las mamás lactantes de que deben beber más a menudo. Y así es, las mujeres lactantes se hidratan con la misma precisión que lo hacían antes de dar el pecho. Por lo tanto, no hemos de perseguir a las lactantes con un vaso de agua para que beban, porque no hace falta.

Pero no sólo eso, sino que forzarse a beber agua durante la lactancia podría ¡disminuir la producción materna de leche! El dato aparece tanto en una monografía publicada en 2004 por la Asociación Española de Pediatría (*Lactancia materna, guía para profesionales*), como en un libro médico sobre lactancia materna, publicado en 2007 (*Lactancia materna, una guía para la profesión médica*). Si eres una mamá lactante, bebe en función de tu sed.

La miel ¿es maravillosa?

La cantidad de nutrientes que contiene la miel es irrisoria. Legalmente, para poder afirmar que un alimento es «fuente» de una vitamina o mineral, 100 gramos de dicho alimento tienen que cubrir como mínimo el 15 % de las recomendaciones. Para cubrir el 15 % de las recomendaciones de cualquier nutriente con miel deberíamos tomar no 100 gramos, sino muchísimo más. Pondré dos ejemplos. El contenido en tiamina (vitamina B_1) de la miel es 0 miligramos. Así, 100 gramos de miel aportan el 0 % de las recomendaciones de ingesta de tiamina. El contenido en niacina (o vitamina B_3) de la miel es 0,121 miligramos. ¿Supondrá esta cifra el 15 % de las recomendaciones? Pues no, supone el 0,8 % de las recomendaciones. Es decir, deberíamos tomar casi 2 kilos de miel cada día para cubrir el 15 % de las recomendaciones de ingesta de niacina. Te aconsejo encarecidamente que no lo hagas.

Además de vitaminas y minerales, hay quien afirma que la miel tiene propiedades antioxidantes. Los pocos estudios que han evaluado este punto no sustentan dicha teoría, y eso tras obligar a los voluntarios a tomar ingentes cantidades de miel.

Pero la medicina alternativa suele atribuir a la miel más propiedades que las exclusivamente nutritivas. Cura quemaduras, actúa como antibiótico, mejora los constipados y un largo etcétera. Todo ello producto de la imaginación.

Toma miel si te gusta. Pero no abuses de ella, porque aporta calorías vacías y es más cariogénica que el azúcar blanco. Las afirmaciones que atribuyen propiedades terapéuticas a la miel son engañosas.

FIBRA DIETÉTICA ¿EN FORMA DE SUPLEMENTO?

Los alimentos ricos en fibra (frutas, hortalizas, cereales integrales, legumbres y frutos secos) presentan numerosos efectos protectores para la salud. Un ejemplo: Un estudio que siguió durante la friolera de 40 años a 1.373 varones concluyó que por cada 10 gramos adicionales de fibra dietética ingerida se reducía un 17 % la mortalidad coronaria y un 9 % la mortalidad total. Pero ¿esto sucede exclusivamente gracias al contenido en fibra de los alimentos? Si así fuera, bastaría con tomar pastillas con fibra para prevenir la mortalidad. No obstante, la mayoría de los estudios han evaluado el efecto de aumentar la ingesta de alimentos ricos en fibra y no el provocado por los suplemetos con fibra. Así, es difícil deducir si la disminución en la mortalidad observada por tales estudios se debe únicamente a la fibra o si dicho efecto se debe, total o parcialmente, a otras sustancias presentes en los alimentos ricos en fibra (antioxidantes, fitoquímicos, etcétera). Podría ser, además, que el efecto se produzca porque quien toma muchos alimentos ricos en fibra suele llevar un estilo de vida más saludable.

En cualquier caso, los estudios que han evaluado los efectos que ejercen los suplementos a base de fibra en la salud muestran que estos efectos son modestos si se comparan con los producidos al ingerir alimentos ricos en fibra. La Organización Mundial de la Salud evaluó este tema y la revista *European Journal of Clinical Nutrition* publicó en diciembre de 2007 sus acuerdos. La conclusión fue que las mejores fuentes de fibra dietética son:

> Las frutas enteras, las hortalizas, los cereales integrales, los frutos secos y las legumbres.

Además de fibra, estos alimentos aportan otras sustancias «cardioprotectoras». Si quieres tomar fibra no lo dudes: lánzate a consumir alimentos de origen vegetal.

¿Alimentos «especiales» para personas con diabetes?

Un ingrediente que suele estar en mayúsculas en los alimentos para pacientes diabéticos es la fructosa. La añaden en sustitución del azúcar blanco. La fructosa es un azúcar que entra en el torrente sanguíneo con más lentitud que la sacarosa (el azúcar de mesa), y teóricamente ayudará al control del azúcar en sangre. Pero lo cierto es que la fructosa eleva el riesgo de sufrir enfermedades cardiovasculares, según indica un meta análisis de la literatura científica publicado en el número de julio de 2009 de la revista *Diabetes Care*. Así que es mejor que quien padezca diabetes no abuse de este tipo de alimentos con fructosa añadida.

¿Y el resto de «alimentos especiales» para personas con diabetes? Un monográfico de diabetes publicado en 2009 en la revista *Actividad Dietética* lo deja claro:

> Según la más reciente evidencia científica, no hay motivo alguno para recomendar el uso de «alimentos especiales para diabéticos».

El vegetarianismo ¿es compatible con la salud?

De cada siete personas que afirman ser vegetarianas, sólo una lo es, según cálculos del doctor Joan Sabaté. Esto sucede porque las otras seis desconocen qué es en realidad ser vegetariano. Las encuestas que son capaces de discernir qué personas son verdaderamente vegetarianas son las que incluyen un amplio listado de alimentos (cuestionarios de frecuencia de consumo) que el encuestado tiene que rellenar en función de sus hábitos de ingesta. Según este tipo de encuestas, entre Estados Unidos, Canadá y el Reino Unido, hay aproximadamente unos 10 millones de verdaderos vegetarianos. Si ser vegetariano fuese incompatible con la salud, esos millones de personas formarían parte de una nueva epidemia. Pero no es así.

Una dieta vegetariana equilibrada es compatible con un buen estado de salud en cualquier etapa del ciclo vital y puede proporcionar beneficios en la prevención y en el tratamiento de determinadas enfermedades, tal y como reconocen las Asociaciones Americana y Canadiense de Dietética, el Ministerio de Salud Americano, la Asociación Americana de Pediatría o el

Colegio Americano de Ginecólogos y Obstetras. Los vegetarianos deben consumir una amplia variedad de productos de origen vegetal y preocuparse por cumplir, sobre todo, estos tres puntos:

- Vitamina B_{12}. Conviene tomarla a partir de alimentos enriquecidos (ej.: batidos de soja o cereales de desayuno) o a partir de suplementos.
- Yodo. Como en el resto de la población, se recomienda sustituir la sal de mesa por sal yodada.
- Vitamina D. Se estima que la exposición solar en la cara, manos y antebrazos entre 5 y 15 minutos al día proporciona cantidades suficientes de vitamina D para la gente de piel blanca. En caso de duda, se aconseja utilizar alimentos enriquecidos o suplementos.

En cualquier caso, la dieta vegetariana no es una propuesta estándar, sino que bajo su techo coexisten muchas otras propuestas alternativas, que requieren también cumplir el requisito de ser saludables. El dietista-nutricionista es el profesional mejor cualificado para orientar a los individuos vegetarianos.

La soja ¿es mala para los niños?

Numerosas páginas de internet indican, erróneamente, que unas sustancias que contiene la soja (los fitoestrógenos) podrían perjudicar el desarrollo de los bebés o niños. Los bebés que toman fórmulas infantiles de soja en vez de (o además de) la lactancia materna serían los más expuestos a los fitoestrógenos de la soja, y por tanto en los que el riesgo sería mayor, según señalan incorrectamente dichas páginas de internet. Desde el año 2000 hasta hoy se han publicado nada menos que 5.443 estudios científicos en humanos, y 5.074 estudios científicos en animales, sobre la soja. Obviamente, es difícil extraer conclusiones válidas de estos estudios si no se es un experto en el tema. Una de las entidades científicas de referencia en pediatría, el Comité de Nutrición de la Academia Americana de Pediatría, pronunció en mayo de 2008 su opinión al respecto (revista *Pediatrics*):

> No hay evidencias de que la soja pueda perjudicar al desarrollo, a la reproducción o a la función endocrina de bebés o niños.

Ante la diarrea infantil, ¿es útil una dieta «astringente»?

Las diarreas infantiles son particularmente alarmantes y un motivo frecuente de consulta al profesional sanitario. A los dietistas-nutricionistas nos llegan muchísimos padres preguntándonos acerca de la composición de la dieta astringente que tienen que darle a sus hijos. Teóricamente, una dieta astringente es aquella que evita que empeore una diarrea aguda, limitando la fluidez y la abundancia de las heces e impidiendo que se irrite el intestino. A todos nos viene a la cabeza el aburrido menú astringente: de primero, la ancestral sopa de arroz y/o zanahoria; de segundo, el sosísimo pescado blanco hervido, acompañado de pan tostado, y de postre, la descolorida compota de manzana con unas gotas de limón. Los ingleses la llaman la «dieta BRATT», que proviene de la unión de las siglas de Banana, Rice, Aplesauce, Tea y Toast (plátano, arroz, compota de manzana, té y tostadas).

Pues bien, el Comité de Nutrición de la Academia Americana de Pediatría o la Asociación Española de Pediatría afirman que hace más de 15 años quedó demostrado que volver lo más pronto posible a la alimentación normal (cuando el bebé o el niño muestran signos de apetito) es lo más sensato. La dieta astringente no sólo no mejora la consistencia de las heces ni disminuye la frecuencia de las deposiciones, sino que además podría comprometer el equilibrio de la alimentación infantil (por falta de energía, principalmente) y afectar negativamente al delicado sistema inmunitario del niño. El apetito, además, suele verse afectado no sólo por el proceso que haya desencadenado la diarrea, sino también por el rechazo a la monótona e insípida dieta astringente. Además, para que el intestino se repare con éxito hacen falta nutrientes que no suelen estar presentes en las dietas astringentes.

Ante una diarrea severa hay que tener presente dos cosas:

1. Los zumos caseros o los refrescos azucarados pueden empeorar el cuadro y favorecer la deshidratación.
2. Es necesario acudir al pediatra.

Ayunar ¿aumenta la longevidad?

Estudiar en un animal el resultado de la puesta en práctica de una teoría no es lo mismo que realizar dicho estudio en humanos. El animal investigado muy probablemente ha sido confinado durante años en una reducida jaula de un laboratorio. Algo que, afortunadamente, no se hace con humanos. Dejando de lado las importantes cuestiones éticas relacionadas con los experimentos en animales, afirmar en un titular de periódico que «Ayunar aumenta la longevidad» según un estudio en monos encerrados no parece muy sensato. Explico todo esto porque pese a la mucha propaganda que tienen los ayunos como favorecedores de la longevidad saludable, la investigación en humanos sobre el tema es escasa. Los mecanismos fisiológicos y psicológicos que determinan la longevidad son muy complejos. Aunque algunos estudios en humanos (preliminares, a corto plazo y no concluyentes) han asociado la restricción de la ingesta de calorías con una reducción de unos pocos factores de riesgo de algunas enfermedades asociadas al envejecimiento, dicha restricción también se ha asociado a no pocos riesgos para la salud. La revista

Mechanisms of Ageing and Development recogió estos riesgos en su edición de enero de 2006:

- Hipotensión.
- Retraso en la curación de heridas.
- Depresión.
- Pérdida excesiva de masa muscular.
- Pérdida de fuerza.
- Sensibilidad al frío.
- Pérdida de masa ósea.
- Pérdida de la libido.
- Irregularidades menstruales.
- Infertilidad.

Sabiendo que los beneficios de la restricción de calorías sobre la longevidad son escasos y que sus riesgos son múltiples, no parece en absoluto aconsejable prolongar una restricción calórica injustificada con el objetivo de cumplir 100 años.

Epílogo

Es impagable ver a un niño de tres años intentando escribir. Aprieta el bolígrafo entre sus dedos con entusiasmo y arruga el gesto a causa del esfuerzo. El adulto que lo observa puede sentirse tentado a corregir al chiquillo con alguna frase desafortunada como: «¿Acaso no ves que no hace falta tanto teatro para escribir bien?». A lo que el menor, si pudiera, debería contestar: «El primer día de autoescuela ¿estabas relajado?». De mi primer día al volante sólo recuerdo las agujetas que cogí en las piernas debido a la tensión acumulada. A los adultos, cuando nos enfrentamos por vez primera a un nuevo reto, nos sucede exactamente igual que a los niños: fruncimos el ceño.

Alimentarse de forma saludable y adoptar un estilo de vida adecuado (realizar ejercicio físico a diario, abandonar los hábitos perjudiciales, etcétera) es un esfuerzo que, como otro cualquiera, requiere práctica. Aunque te aseguro que comer bien no es una tarea complicada; es algo que, con un poco de experiencia, fluye fácilmente y hace que te sientas cada vez mejor contigo mismo. Lo mismo ocurre si haces ejercicio físico de forma habitual: te reconforta más de lo que te cuesta.

Pero volvamos al niño que quiere aprender a escribir: ¿Es lo mismo tener un bolígrafo bueno que uno que no funciona bien? No es lo mismo, claro está. Tampoco es lo mismo seguir una dieta *fraudulenta* o *pseudomilagrosa* o una dieta *de gama alta*.

Las pautas dietéticas y de estilo de vida que te he propuesto en este libro son de *gama alta*, porque te aportan salud y te conducen hacia un estilo de vida mejor, y todo esto bajo el paraguas del placer o la satisfacción. Disfrutarás comiendo y te sentirás satisfecho de ti mismo/a con el giro que has dado a tus hábitos de vida. Al principio quizá arrugarás el ceño. Es normal. Pero hazlo desde el convencimiento de que en breve manejarás el *bolígrafo* con naturalidad, seguridad y soltura.

Es probable que mientras leías el libro te preguntaras por qué no he incluido recetas o por qué no te he enumerado un listado de menús para los doce meses del año (no exagero: mucha gente me lo pide, sobre todo por mail). No lo he hecho por la misma razón por la que no es bueno que escriba un adulto en lugar del niño, con la excusa de ir más deprisa. Cada uno debe aprender a descubrir por sí mismo (mejor con el asesoramiento de un experto) de qué manera se siente más *cómodo escribiendo* y cuál es *su estilo de escritura*, el que le diferencia de los demás. Los listados estandarizados *parecen* más fáciles, pero no sólo no te conducen al éxito, sino que te impiden vivir algo fundamental en la experiencia de cualquier logro: la certeza de que lo que has conseguido ha sido gracias a tu tenacidad y esfuerzo. Ése es tu éxito.

Para mí es un placer reconocer las letras de mis hijas cuando veo un papel escrito por ellas. Porque ¿acaso todos tenemos la misma letra? No, cada uno tiene su propia caligrafía, aunque escribamos el mismo idioma. De igual manera, nuestras pautas de alimentación pueden ser muy distintas, aunque la base debería ser la misma.

Tuve el placer de compartir muchas horas con una persona muy querida que, con más de 90 años, gozaba de una salud absolutamente envidiable. Subía cuatro pisos sin ascensor y no necesitaba sentarse para descansar, porque su respiración no se había alterado lo más mínimo. Sus conversaciones eran inteligentes y fluidas, prueba de que sus facultades psíquicas estaban también en perfecto estado. Cuando le preguntaba si le dolía algo, sonreía y decía «no» entre risas contagiosas. De él aprendí que vale la pena hacer ejercicio a diario, alimentarse de forma saludable y abandonar los malos hábitos. Y también a apretar fuerte el *bolígrafo* con el convencimiento de que, en un futuro, sabría manejarlo con soltura. Él disfrutaba de su estilo de vida, pero además nos hacía sonreír a todos con su alegre y energético mensaje positivo. Espero que tú también sepas hacerlo.

Anexo

ASOCIACIONES Y COLEGIOS DE DIETISTAS-NUTRICIONISTAS

ASOCIACIÓN ESPAÑOLA DE DIETISTAS-NUTRICIONISTAS
C/ Consell de Cent 314, pral. B.
08007 Barcelona.
Tel.: 934 87 00 80
Fax: 934 87 53 12
Mail: secretaria@aedn.es
Web: www.aedn.es

Andalucía
C/ Ramón de la Cruz 1, bajos C.
41005 Sevilla.
Tels.: 954 92 59 91 / 656 30 39 67
Mail: adunda2004@hotmail.com
Web: www.adunda.org

Aragón
Gran Vía 46-48, pral. dcha.
50005 Zaragoza.
Tel.: 976 22 46 20
Mail: info@adyna.com
Web: www.adyna.es

Asturias
C/ Uría 38, 4.º A.
33003 Oviedo.
Tel.: 985 22 34 84
Mail: info@nutricionsalud.net

Canarias
C/ Vieira y Clavijo 11, 4.ª, oficina 9.
35002 Las Palmas de Gran Canaria.
Mail: info@addecan.com
Web: www.addecan.com

Cantabria
C/ Augusto G. Linares 8, bajos.
39006 Santander.
Mail: dn.cant@gmail.com

Castilla y León
Avda. Ramón y Cajal. Facultad de Medicina.
Departamento de Nutrición.
47005 Valladolid.
Mail: adncyl@gmail.com
Web: www.adncyl.es

Castilla-La Mancha
C/ Maestro Espaderos 2.
45004 Toledo.
Mail: addicam_addicam@hotmail.com

Catalunya
my Off Ice Centre de Negocis, despatx 9.
C/ Méndez Núñez 3, pral. 1.
08003 Barcelona.
Tel.: 679 48 83 24
Mail: acatdn@gmail.com
Web: www.acdn.cat

Comunidad Valenciana
Apdo. correos 13192.
46080 Valencia.
Tel.: 606 44 75 58
Mail: infoaddecova@addecova.es
Web: www.addecova.es

Euskadi
C/ Novia Salcedo 9, Dpto. 24.
48012 Bilbao.
Tel.: 666 86 04 37
Mail: addene@yahoo.es
Web: www.addene.blogspot.com

Galicia
Avda. Ferrol 37, 1.º D.
15706 Santiago de Compostela.
Tel.: 654 39 04 00 / 687 97 19 47
Mail: agalegadn@gmail.com
Web: www.ag-d-n.es.tl

Illes Balears
C/ Enric Alzamora 6, 3.º 4.ª.
07002 Palma de Mallorca.
Tel.: 971 71 68 64 / 607 62 18 22
Mail: info@codnib.es
Web: www.codnib.es

La Rioja
C/ Huesca 5.
26002 Logroño.
Mail: add-lar@hotmail.com

Madrid
Apartado de Correos 46104
28003 Madrid.
Tel.: 654 21 48 20
Fax: 91 534 10 35
Mail: addinma@addinma.com
Web: www.addinma.com

Navarra
Avda. Pío XII 31, entpl. dcha., oficina 2.
31008 Pamplona.
Tel.: 948 27 24 40
Mail: secretaria@codinna.com
Web: www.codinna.com

ASOCIACIONES Y ORGANIZACIONES DE APOYO PARA LA ANOREXIA NERVIOSA*

A Coruña (ABAC)
C/ Cantón grande 16-17, 9.º F y G.
15003 A Coruña.
Tel.: 981 22 37 92

A Coruña (ASPANES)
C/ Alegre 6, bajos.
15401 Ferrol.
Tel.: 981 35 95 33

Álava (ACABE)
C/ Vicente Abreu 7.
01008 Vitoria.
Tel.: 945 24 25 78

Alicante (ACABA)
Avda. Eusebio Sempere 11-23.
03003 Alicante.
Tel.: 965 12 13 72

Almería (ASACAB)
C/ Federico García Lorca 9, 5.ºA.
04004 Almería.
Apdo. de correos 318
Tel.: 950 23 68 54

Barcelona (ACAB)
Avda. Príncipe de Asturias 5, 5.º- 1.ª
08012 Barcelona.
Tel.: 902 11 69 86 / 934 15 77 33
Horario: 17:00-19:30 h.

* Fuente: Ministerio de Sanidad y Política Social (enero de 2010). http://www.ingesa.msps.es/ciudadanos/suSalud/jovenes/anorexia/asociaciones.htm

Bilbao (ACABE)
Grupo Inmaculada 2-3, Apdo. de correos 1625.
48015 San Ignacio.
Tel.: 944 75 66 42

Burgos (ADEFAB)
C/ San Francisco 157, 1.° D.
09005 Burgos.
Tel.: 947 48 03 70

Cáceres (ADETAEX)
C/ Doctor Fleming 7, 3.ª.
10001 Cáceres.
Tel.: 927 21 07 50

Illes Balears
C/ General Ricardo Ortega 48, bajos.
07006 Palma de Mallorca.
Tel.: 971 46 90 00

Madrid (ANMAB)
Casa de la Mujer de Alcobendas.
C/ Málaga 50.
28100 Alcobendas.
Tel.: 916 51 97 41

Madrid (ADANER)
C/ General Pardiñas 3.
28001 Madrid.
Tel. y fax: 915 77 02 61

Teléfonos de delegaciones ADANER

Albacete y Cuenca: 967 24 74 31
Alcalá de Henares: 918 80 69 75
Asturias: 985 27 73 95
Cantabria: 942 39 23 36
Ciudad Real: 926 25 53 77
Córdoba: 957 48 06 03
Granada y Almería: 958 52 35 23

Huelva: 959 24 67 56
Jaén: 953 23 50 56 / 970 79 11 03
Málaga: 952 31 37 51
Murcia y Alicante: 968 21 32 33
Sevilla y Cádiz: 954 63 64 01
Toledo: 607 18 51 85
Vizcaya: 944 63 06 05

Madrid (ASOCIACIÓN SUR)
Centro Cívico de Entidades Ciudadanas.
C/ Gran Capitán 22-24, posterior.
28933 Móstoles.
Tels.: 916 17 55 15 / 916 46 23 69

Madrid (ANMAB)
Casa de la mujer de San Sebastián de los Reyes.
Avda. Bautanal, s/n.
28700 San Sebastián de los Reyes.
Tel.: 916 54 23 34

La Rioja (ACAB)
C/ Guindalera 1, bajos.
26300 Nájera.
Tel.: 941 36 16 61

Navarra (ABAN)
C/ Tudela 7.
31002 Pamplona.
Tel.: 948 22 18 22

Pontevedra (ABAP)
C/ Cánovas del Castillo 10, 8.° G-H.
36202 Vigo.
Tel.: 986 43 13 6

Salamanca (ASTRA)
Plaza de la Libertad 1, 4.ª.
37002 Salamanca.
Tel.: 923 21 39 01

San Sebastián (ACABE)
Plaza de Zarátegui 100. Edificio Txara, 1.
20015 San Sebastián.
Tel.: 943 31 24 47 / 943 48 26 09

Santa Cruz de Tenerife (ALABANTE)
Grupo 120 viviendas. Camino del Hierro s/n., bloque 5, local 13.
38009 Santa Cruz de Tenerife.
Tel.: 922 64 12 06

Valencia (AVALCAB)
C/ San Vicente de Paul 4, 7.ª.
46019 Valencia.
Telf.: 963 65 79 84

Zaragoza (ARBADA)
Paseo Sagasta 51, 5.º izda.
50007 Zaragoza.
Tel.: 976 38 95 75
Fax: 976 27 12 68
Mail: arbada@arbada.org
Web: www.arbada.org

ASOCIACIONES Y ORGANIZACIONES DE APOYO
A LA LACTANCIA MATERNA[*]

*FEDALMA – Federación Española de Asociaciones
pro-Lactancia Materna*
C/ Pablo Neruda 9, 1.ºA.
50018 Zaragoza.
Tel. y fax: 976 52 15 66
Mail: contacto@fedalma.org
Web: www.fedalma.org

A Coruña (Ribeira)
Tel.: 659 09 77 90
Web: www.achuchar.blogspot.com

* Fuente: FEDALMA. Federación Española de Asociaciones pro-Lactancia Materna. http://www.fedalma.org/index.php

A Coruña (Santiago de Compostela/ A Coruña / Ferrol) (MÁMOA)
Tel.: 981 51 24 21

Alicante (Alicante / Elda / Aspe) (MAMANTIAL)
Tel.: 677 69 73 21
Web: www.mamantial.es.vg

Alicante (Elche) (LA MAMA D'ELX)
Tel.: 610 72 32 17 / 654 46 03 08

Alicante (GRUP NODRISSA)
Tel.: 679 34 34 31

Barcelona (ALBA)
Tel.: 690 14 45 00
Web: www.albalactanciamaterna.info

Barcelona (Blanes) (CALMA)
Tel.: 972 33 48 32

Barcelona (Castelldefels) (MACAS)
Tel.: 675 96 03 12

Barcelona (Gavà, Viladecans) (AREOLA)
Tel: 936 62 72 97

Barcelona (Manresa) (NODRIR)
Tel.: 646 74 90 05

Barcelona (Sabadell) (MAMAS)
Tel.: 619 49 40 02
Web: www.mamaslactancia.org

Barcelona (Sant Celoni) (LLETETA)
Tel.: 677 25 91 08

Barcelona (Santa Margarida i els Monjos) (PIT NATURE)
Tel.: 664 71 48 44

Barcelona (Terrassa) (ACARONAR)
Tel.: 697 91 83 99
Web: www.acaronar.com

Barcelona (Terrassa) (DO DE MARE)
Tel.: 609 52 09 19

Barcelona (Vic) (MARES DE LLET)
Tel.: 938 85 70 72 / 646 92 36 77

Barcelona (Vilanova) (AI MARE!)
Tel: 653 51 39 82

Burgos (Aranda de Duero) (LACTARANDA)
Tel.: 625 38 49 95
Web: www.lactaranda.org.es

Cádiz (Jerez - Puerto de Santa María) (REGAZO)
Tel.: 699 15 12 93

Cáceres (LA NACENCIA)
Tel.: 927 16 06 43

Castellón (MAMARE)
Tel.: 686 88 13 41 / 619 65 37 17
Web: www.mamare.es

Córdoba (AL MAMAR)
Tel.: 660 11 79 95

Cuenca (MARES DE LECHE)
Tel.: 969 23 56 82
Web: www.maresdeleche.org

Girona (Lloret de Mar) (LLET DE MARE)
Tel.: 649 44 66 04

*Girona (Sant Feliu de Guíxols)
(MAMES BRAVES)*
Tel.: 657 59 25 49

Illes Balears (ABAM)
Tel.: 617 89 71 75
Web: www.abamlactancia.org

La Rioja (Logroño, Calahorra)
(AL HADA)
Tel.: 651 19 67 34
Web: www.alhalda.es

Lleida (ALLETA)
Tel.: 973 77 74 74

Lleida (La Val d'Aran) (POPAR)
Tel.: 696 99 28 12

Lugo (BICO DE LEITE)
Tel.: 619 94 57 93

Madrid (Coslada) (MULTILACTA)
Tel.: 636 09 63 51
Web: www.multilacta.org

Madrid (Torrejón de Ardoz)
(LACTARD)

Murcia (Águilas) (LACTANCIA FELIZ)
Tel.: 626 57 29 42

Murcia (Lorca / Molina del Segura / Mar Menor/
Puente Tocinos / Cartagena) (LACTANDO)
Tel.: 696 14 12 67
Web: www.lactando.org

Navarra (Pamplona, Mendillorri-Multiva)
(AMAGINTZA)
Tel.: 616 81 60 07
Web: www.amagintzalactancia.iespana.es

Ourense (COLIÑO)
Tel.: 988 21 27 50

Pontevedra (Moaña) (CHUCHAMEL)
Tel.: 986 31 03 29

Tarragona (DO DE PIT)
Tel.: 977 20 24 39
Web: www.dodepit.org

Zaragoza (Cinco Villas)
(AMAR Y AMAMANTAR)
Tel.: 609 34 37 38

Zaragoza (LACTARIA)
Tel.: 976 52 15 66
Fax: 976 52 15 66
Web: www.lactaria.org

Valladolid (LACTANCIA EN POSITIVO)
Tel.: 983 27 28 82

Valencia (Valencia / Bétera) (SINA)
Tel.: 658 65 27 26
Web: www.asociacionsina.org

Colegios Oficiales de Fisioterapeutas

Consejo general de Colegios de Fisioterapeutas de España.
C/ Conde de Cifuentes 6.
41004 Sevilla.
Tel.: 902 11 07 87
Fax. 954 98 73 74
Mail: sede@consejo-fisioterapia.org
Web: www.consejo-fisioterapia.org

Andalucía
C/ Conde de Cifuentes 6.
41004 Sevilla.
Tel.: 954 98 88 50
Fax: 954 98 88 51
Mail: colegio@colfisio.org
Web: www.colfisio.org

Aragón
P.º Calandra 80, bajos.
50010 Zaragoza.
Tel.: 976 32 57 98
Fax: 976 32 43 93
Mail: colfisioaragon@telefonica.net
Web: www.colfisioaragon.org

Asturias
C/ Uria 44, 4A
33003 Oviedo.
Tel.: 985 22 80 59
Fax: 985 22 80 59
Mail: admin@cofispa.org
Web: www.cofispa.org

Canarias
C/ Churruca 38.
35010 Las Palmas G.C.
C/ Carmen Monteverde 55, 1º I.
38003 Santa Cruz de Tenerife.
Tel.: 928 22 53 11 // 922 53 13 14
Fax: 928 22 92 26 // 922 53 21 83
Mail: laspalmas@fisiocanarias.org
      tenerife@fisiocanarias.org

Cantabria
C/ Burgos 9, 3º, oficina 304.
39008 Santander.
Tel.: 942 37 2790
Fax: 942 37 11 28
Web: www.colfisiocant.org

Castilla-La Mancha
C/Cornejo 26.
02002 Albacete.
Tel.: 967 51 26 97
Fax: 967 21 85 99
Mail: contactar@colegiofisio-clm.org
Web: www.colegiofisio-clm.org

Castilla y León
P.º Canalejas 75, 3.º.
37001 Salamanca.
Tel.: 923 28 18 20
Fax: 923 28 04 80
Mail: cpfcyl@cpfcyl.com
Web: www.cpfcyl.com

Catalunya
C/ Segle XX 78.
08032 Barcelona.
Tel.: 932 07 50 29
Fax: 932 07 70 22
Mail: cfc@fisioterapeutes.cat
Web: www.fisioterapeutes.cat

Comunitat Valenciana
C/ San Vicente Mártir 61, 2.º 2.ª.
46002 Valencia.
Tel.: 963 53 39 68
Fax: 963 10 60 13
Mail: administracion@colfisiocv.com
Web: www.colfisiocv.com

Euskadi
Calle de Rafaela Ybarra 8.
48014 Bilbao.
Tel.: 944 02 01 55
Fax: 944 02 01 56
Mail: cofpv@cofpv.org
Web: www.cofpv.org

Extremadura
P.º San Francisco 9, 1.º.
06001 Badajoz.
Tel.: 924 26 28 34
Fax: 924 26 28 35
Mail: informacion@cofext.org
Web: www.cofext.org

Galicia
Rúa San Roque 10, 1.º.
15002 A Coruña.
Tel.: 981 21 22 46
Fax: 981 21 27 27
Mail: info@cofiga.org
Web: www.cofiga.org

Illes Balears
C/ Enric Alzamora 6-9, 1.ª.
07002 Palma de Mallorca.
Tel.: 971 71 30 18
Fax: 971 71 13 86
Mail: info@colfisiobalear.org
Web: www.colfisiobalear.org

Madrid
C/ José Picón 9.
28028 Madrid.
Tel.: 915 04 55 85
Fax: 915 04 22 02
Mail: cpfm@cfisiomad.org
Web: www.cfisiomad.org

Murcia
C/ María Guerrero 13, bajos.
30002 Murcia.
Tel.: 968 22 30 79
Fax: 968 22 30 79
Mail: secretaria@cfisiomurcia.com
Web: www.cfisiomurcia.com

Navarra
Pintor Zubiri 4-6, trasera.
31006 Iruña-Pamplona.
Tel.: 948 17 48 06
Fax: 948 17 39 54
Mail: info@cofn.net
Web: www.cofn.net

Colegios Oficiales de Licenciados en Educación Física

Consejo general de Colegios Oficiales de Licenciados en Actividad Física y en Ciencias de la Actividad Física y del Deporte
Avenida del Mediterrráneo 55, 2.º A.
28007 Madrid.
Tel.: 915 01 05 99
Fax: 915 01 09 41
Mail: consejo@consejo-colef.es
Web: www.consejo-colef.es

Andalucía
C/ Carbonell y Morand 9.
14001 Córdoba.
Tel. y fax: 957 49 14 12
Mail: colefandalucia@wanadoo.es
Web: www.colefandalucia.com

Aragón
C/ Padre Marcellán Mayayo 15.
50018 Zaragoza.
Tel.: 976 51 13 12
Fax: 976 73 06 08
Mail: colefa@telefonica.net
Web: www.colefaragon.es

Asturias
Avda. Julián Clavería 11, Sede 16.
Oviedo 33006.
Tel.: 985 27 50 52
Fax: 985 25 34 38
Mail: info@colefasturias.com
Web: www.colefasturias.es

Canarias
C/ León y Castillo 26, 3º.
35003 Las Palmas de Gran Canaria.
Tel.: 928 36 07 45
Fax: 928 36 07 45
Mail: info@colefcanarias.com
Web: www.colefcanarias.com

Cantabria, Castilla-La Mancha, Ceuta, La Rioja y Melilla
Avenida del Mediterráneo 55, 2º A.
28007 Madrid.
Tel.: 915 01 05 99
Fax: 915 01 09 41
Mail: consejo@consejo-colef.es
Web: www.consejo-colef.es

Castilla y León
Apdo. de correos 2.020.
24080 León.
Tel. y fax: 987 23 36 78
Mail: coplefcyl@colefcastillayleon.com

Catalunya
C/ Provença 500, entl. 4ª.
08025 Barcelona.
Tel.: 934 55 56 07
Fax: 934 36 91 13
Mail: coplefc@coplefc.com
Web: www.coplefc.com

Comunitat Valenciana
P.º El Rajolar 5.
46100 Burjassot.
Tel.: 963 63 62 19
Fax: 963 64 32 70
Mail: colef@telefonica.net
Web: www.colefcafecv.es

Euakadi
Ctra. de Lasarte s/n.
01007 Vitoria-Gasteiz.
Tel. y fax: 945 13 99 97
Mail: paisvasco@colcafid.euskalnet.net

Extremadura
Edif. Facultad de Ciencias del Deporte. Universidad
de Extremadura s/n.
Apdo. correos 170.
10080 Cáceres.
Tel. y fax: 927 62 82 44
Mail: coplext@gmail.com
Web: www.coplext.com

Galicia
R/. Fernando III el Santo 32, despacho 11 b.
15701 Santiago de Compostela.
Tel.: 981 55 33 63
Fax: 981 55 39 97
Mail: colef@colefgalicia.com
Web: www.colefgalicia.com

Illes Balears
Velódromo Palma Arena.
Av. Uruguai s/n.
07010 Palma de Mallorca.
Tel.: 971 20 26 70
Fax: 971 73 20 47
Mail: info@colefillesbalears.com
Web: www.colefillesbalears.com

Madrid
C/ Andrés Mellado 46, 1.º B.
28015 Madrid.
Tel.: 9145 5 03 09
Fax: 914 55 00 01
Mail: coplefmadrid@coplefmadrid.com
Web: www.coplefmadrid.com

Murcia
Estadio Municipal Cartagonova. Av. del Cantón s/n.
30205 Cartagena.
Tel.: 968 12 22 42
Fax: 968 12 22 43
Mail: colefmurcia@colefmurcia.org
Web: www.colefmurcia.org

Navarra
Polideportivo de Arrosadía. Ctra. de Tajonar s/n.
31006 Pamplona.
Tel. y fax: 948 15 17 50
Mail: colefna@telefonica.net

Apoyo psicoterapéutico

Consejo General de Colegios Oficiales de Psicólogos
C/ Conde Peñalver 45, 5.º izda.
28006 Madrid.
Tel.: 914 44 90 20
Fax: 913 09 56 15
Mail: secop@cop.es
Web: www.cop.es

Andalucía Occidental
C/ Espinosa y Cárcel 43-45.
41005 Sevilla.
Tel.: 954 66 30 76 - 954 66 00 06
Fax: 954 65 07 06
Mail: cop-ao@cop.es
Web: www.cop.es/delegaci/andocci

Andalucía Oriental
C/ San Isidro 23.
18005 Granada.
Tel.: 958 53 51 48
Fax: 958 26 76 74
Mail: copao@cop.es
Web: www.copao.com

Aragón
San Vicente de Paúl 7, dpdo., 1.º izda.
50001 Zaragoza.
Tel.: 976 20 19 82
Fax: 976 29 45 90
Mail: administracion@coppa.es
Web: www.coppa.es

Asturias
Ildefonso Sánchez del Río 4, 1.º B.
33001 Oviedo.
Tel.: 985 28 57 78
Fax: 985 28 13 74
Mail: copasturias@cop.es
Web: www.cop-asturias.org

Canarias
C/ Callao de Lima 62.
38003 Santa Cruz De Tenerife.
Tel.: 922 28 90 60
Fax: 922 29 04 45
Mail: cop@coptenerife.es
www.coptenerife.org

Cantabria
Avda. Reina Victoria 45, 2.ºF.
39004 Santander.
Tel.: 942 27 34 50
Mail: dcantabria@correo.cop.es
Web: www.copcantabria.com

Castilla-La Mancha
C/ Cruz 12, bajos.
02001 Albacete.
Tel.: 967 21 98 02
Fax: 967 52 44 56
Mail: dcmancha@correo.cop.es
Web: www.cop.es/delegaci/c_mancha

Castilla y León
C/ Divina Pastora 6, entpl.
47004 Valladolid.
Tel.: 983 21 03 29
Fax: 983 21 03 21
Mail: dcleon@correo.cop.es
Web: www.copcyl.es

Catalunya
C/ Rocafort 129.
08015 Barcelona.
Tel.: 932 47 86 50
Fax: 932 47 86 54
Mail: copc.b@copc.cat
Web: www.copc.cat

Ceuta
C/ Queipo de Llano 6, esquina Jaudenes.
51001 Ceuta.
Tel.: 956 51 20 12
Fax: 956 51 20 12
Web: www.copce.es

Comunitat Valenciana
C/Conde de Olocau 1, bajos
46003 Valencia.
Tel.: 902 88 22 80 (extensión 1)
Fax: 96 315 52 30
Mail: copcv@cop.es
Web: www.cop-cv.org

Euskadi (Álava)
C/ Cercas Bajas 7, pasadizo - oficina 16 - 1.ª planta.
01001 Vitoria-Gasteiz.
Tel.: 945 23 43 36
Fax: 945 23 44 56
Mail: cop.alava@terra.es
Web: www.cop-alava.org

Euskadi (Bizkaia)
Rodríguez Arias 5, 2º.
48008 Bilbao.
Tel.: 944 79 52 70
Fax: 944 79 52 72
Mail: bizkaia@cop.es
Web: www.copbizkaia.org

Euskadi (Guipuzkoa)
C/ José Arana 15, bajos.
20001 Donostia.
Tel.: 943 27 87 12
Mail: donostia@cop.es
Web: www.copgipuzkoa.es

Extremadura
C/ Almonaster la Real 1.
06800 Mérida.
Tel.: 924 31 76 60
Fax: 924 31 20 15
Mail: dextremadu@correo.cop.es
Web: www.copextremadura.org

Galicia
Espiñeira 10, baixos.
15706 Santiago de Compostela.
Tel.: 981 53 40 49
Fax: 981 53 49 83
Mail: copgalicia@cop.es
Web: www.copgalicia.es

Illes Balears
C/ Manuel Sanchís Guarner 1.
07004 Palma de Mallorca.
Tel.: 971 76 44 69
Fax: 971 29 19 12
Mail: dbaleares@correo.cop.es
Web: www.copib.es

La Rioja
C/ Rúa Vieja 67-69, 3.º dcha.
26001 Logroño.
Tel.: 941 25 4763
Mail: drioja@correo.cop.es
Web: www.copsrioja.org

Las Palmas
C/ Carvajal 12, bajos.
35004 Las Palmas de Gran Canaria
Tel.: 928 24 96 13
Fax: 928 29 09 04
Web: www.coplaspalmas.org/coplps

Madrid
Cuesta de San Vicente 4.
28008 Madrid.
Tel.: 915 4199 99
Web: www.copmadrid.org

Melilla
C/ Carlos Ramírez de Arellano 5, 3.°A.
52004 Melilla.
Tel.: 952 68 41 49
Web: www.cop.es/delegaci/melilla

Navarra
Monasterio de Yarte 2, trasera.
31011 Pamplona.
Tel.: 948 17 51 33
Fax: 948 17 53 48
Mail: dnavarra@correo.cop.es
Web: www.colpsinavarra.org

Murcia
C/ Antonio Ulloa 8, edificio Nevela, bloque 1.
30007 Murcia.
Tel.: 968 24 88 16
Fax: 968 24 47 88
Mail: secretaria@colegiopsicologos-murcia.org
Web: www.colegiopsicologos-murcia.org

Agradecimientos

No cabe en una vida mi gratitud.

ALEJANDRO SANZ

Ningún ciclista llega al final de una etapa sin el apoyo de todo un equipo de compañeros. En esta ruta han sido muchísimos los que han «rodado» a mi lado o han permitido que esta prueba se llegue a celebrar.

A todos les envió un millón de agradecimientos, pero debo empezar por dar las gracias a Olga, María, Ana y Clara, verdadero motivo para seguir pedaleando. Gracias también a mi amiga María José Mateo, con quien he tenido el placer de compartir un tándem absolutamente coordinado. Ha hecho de velocista junto a mí, pero también de manager, de masajista y de directora. Y todo excelentemente bien.

Sin Cristina Armiñana, alegre (y paciente) organizadora de esta vuelta ciclista, el desfallecimiento habría estado asegurado. Gracias por esa sonrisa optimista.

Debo un «gracias» enorme a Giuseppe Russolillo, imprescindible compañero de ruta. Contigo cerca, todas las carreteras parecen más lisas.

Gracias a María Manera y a María Teresa Comas por relevarme sin pestañear cuando no podía seguir el ritmo del otro «Tour» (GREP-AEDN).

En el pelotón de esta prueba ha habido otros acompañantes que es preciso nombrar en voz bien alta: mis hermanos, mis padres y mis suegros (los mejores enfermeros que puede desearse); Juanjo Cáceres y Alexis Rodríguez (mapa de carretera y avituallamiento, todo a la vez); Joan, Susana, Andrés y Álex (mecánicos infalibles); los ex compañeros de la Unidad de Nutrición de la Universitat Rovira i Virgili (verdaderos modelos a seguir); en especial el profesor Jordi Salas-Salvadó; Juan Revenga, Marta Olmos, Julián González y Martina Miserachs (fisioterapeutas eficientes ante cualquier lesión); Yolanda Sala, María Teresa Marques, Lis Marcé, Anna Vivó y Rafaela Moll (acertadas y oportunas consejeras); Merche Belmonte (generosa distribuidora de apoyo logístico); Ana Sánchez y José María Múgica (fuente de conocimiento desinteresada); y Mar Borrego (eficaz protectora cuando el viento venía de costado).

Y un «gracias» final para mi querido Eduard Baladia. Eres un verdadero doping en mi vida.

Bibliografía

> A copiar de uno le llaman plagiar.
> A copiar de muchos, investigar.
>
> Autor desconocido

Agudo A, L Cabrera, P Amiano, E Ardanaz, A Barricarte, T Berenguer, et al. «Fruit and vegetable intakes, dietary antioxidant nutrients, and total mortality in Spanish adults: findings from the Spanish cohort of the European Prospective Investigation into Cancer and Nutrition (EPIC-Spain)». *Am J Clin Nutr.* 2007 Jun; 85(6): 1.634-42

Alemany M. *Enciclopedia de las dietas y la nutrición.* Barcelona: Planeta; 1995

Altunc U, MH Pittler, E Ernst. «Homeopathy for childhood and adolescence ailments: systematic review of randomized clinical trials». *Mayo Clin Proc.* 2007 Jan; 82(1): 69-75

American Heart Association Nutrition Committee. «Diet and lifestyle recommendations revision 2006: a scientific statement from the American Heart Association Nutrition Committee». *Circulation.* 2006 Jul 4; 114(1): 82-96.

American Heart Association; American Academy of Pediatrics. «Dietary recommendations for children and adolescents: a guide for practitioners: consensus statement from the American Heart Association». *Circulation.* 2005 Sep 27; 112(13): 2061-75

Arrizabalaga JJ, L Masmiquel, J Vidal, A Calañas-Continente, MJ Díaz-Fernández, PP García-Luna, S Monereo, J Moreiro, B Moreno, W Ricart, F Cordido. «Grupo de Trabajo sobre Obesidad de la Sociedad Española de Endocrinología y Nutrición. Recomendaciones y algoritmo de tratamiento del sobrepeso y la obesidad en personas adultas». *Med Clin* (Barc). 2004 Jan 31; 122(3): 104-10

Aubà JA. *Alcohol*. Barcelona: semFYC; 2000

Bailón Muñoz E, I del Cura González, B Gutiérrez Teira, J Landa Goñi y A López García-Franco. «El consenso que no pudo ser». *Aten Primaria* 2002; 30(6): 341-342

Baladia E, J Basulto. «Sistema de clasificación de los estudios en función de la evidencia científica. Dietética y Nutrición Aplicada Basadas en la Evidencia (DNABE): una herramienta para el dietista-nutricionista del futuro». *Act Diet.* 2008; 12: 11-9.

Baladia E, M Manera, J Basulto. «Las dietas hipocalóricas se asocian a una ingesta baja de algunas vitaminas: una revisión». *Act Diet.* 2008; 12(2): 69-75

Balanzà R, J Basulto, J Salas-Salvadó. «Efecto de la fibra sobre el patrón lipídico, el metabolismo de la glucosa y el peso corporal. En: Morán J (Coordinador)». *Libro blanco de la fibra dietética.* Principado de Asturias: Corporacion Alimentaria Peñasanta (Capsa); 2008

Basterra-Gortari FJ, M Bes-Rastrollo, M Seguí-Gómez, L Forga, JA Martínez, MA Martínez-González. «Tendencias en obesidad, diabetes mellitus, hipertensión e hipercolesterolemia en España (1997-2003)». *Med Clin* (Barc). 2007 Sep 29; 129(11): 405-8

Basulto J, E Baladia, M Manera. «Posicionamiento del GREP-AEDN: complementos alimenticios para la pérdida de peso». *Act Diet.* 2009; 13: 41-2

Basulto J, M Manera i Bassols, E Baladia Rodríguez, MT Comas Zamora. «Grupo de Revisión, Estudio y Posicionamiento de la Asociación Española de Dietistas-Nutricionistas. Alcohol con moderación y salud. 2009». En línea: http://www.grep-aedn.es/Postura GREPAEDNAlcoholconmoderacionySalud.pdf [Consulta: 1 de enero de 2010]

Basulto J, M Manera, E Baladia. «Postura del GREP-AEDN: la obesidad como enfermedad». Act Diet 2008; 12: 98-9.

Batada A, MD Seitz, MG Wootan, M Story. «Nine out of 10 food advertisements shown during Saturday morning children's television programming are for foods high in fat, sodium, or added sugars, or low in nutrients». *J Am Diet Assoc.* 2008 Apr; 108(4): 673-8

Bautista Castaño I, Ll Serra Majem. «Influencia del consumo de pan en el estado ponderal: revisión sistemática. Madrid: Secretaría Técnica y de Comunicación Campaña pan cada día; 2009». En línea:

www.pancadadia.com/webdirectcms/webcmsgeneral/webcmsma nager/empresas/empresa187/ActividadesCientifica/I-187-1-0.pdf [Consulta: 1 de enero de 2010]

Benjamin Caballero, Editor(s)-in-Chief. *Encyclopedia of Food Sciences and Nutrition*. Oxford: Academic Press; 2003

Benyon R. *Lo esencial en metabolismo y nutrición*. 2.ª Ed. Madrid: Elsevier; 2005

Bjelakovic G, D Nikolova, LL Gluud, RG Simonetti, C Gluud. «Antioxidant supplements for prevention of mortality in healthy participants and patients with various diseases». *Cochrane Database Syst Rev*. 2008 Apr 16; (2): CD007176

Bjelakovic G, D Nikolova, LL Gluud, RG Simonetti, C Gluud. «Mortality in randomized trials of antioxidant supplements for primary and secondary prevention: systematic review and meta-analysis». *JAMA*. 2007 Feb 28; 297(8): 842-57

Bravata DM, L Sanders, J Huang, HM Krumholz, I Olkin, CD Gardner, Bravata DM. «Efficacy and safety of low-carbohydrate diets: a systematic review». *JAMA* 2003; 289: 1837-50.

Bruemmer B, J Harris, P Gleason, CJ Boushey, PM Sheean, S Archer, L Van Horn. «Publishing nutrition research: a review of epidemiologic methods». *J Am Diet Assoc*. 2009 Oct; 109(10): 1728-37.

Chaston TB, JB Dixon, PE O'Brien. «Changes in fat-free mass during significant weight loss: a systematic review». *Int J Obes* (Lond). May; 31(5): 743-50. 2007.

Colegio Oficial de Farmacéuticos de Madrid. «4 de cada 5 personas utiliza dietas milagro frente a una dieta equilibrada». En línea: http://www.cofm.es/index.asp?MP=2&MS=9&MN=2&TR=&I DR=&id=808&r=1024*768 [Consulta: 1 de enero de 2010]

Comité de lactancia materna de la Asociación Española de Pediatría. *Lactancia materna: guía para profesionales*. Madrid: Egón; 2004

Cummings JH, AM Stephen. «Carbohydrate terminology and classification». *Eur J Clin Nutr*. 2007 Dec; 61 Suppl 1: S5-18

Devlin TM (editor). *Bioquímica*. 3.ª Ed. Barcelona: Reverté; 2000

Ernst E. «A systematic review of systematic reviews of homeopathy». *Br J Clin Pharmacol*. 2002 Dec; 54(6): 577-82.

European Comission. European Opinion Research Group EEIG. «Health and Food». *Special Eurobarometer* 246 / *Wave* 64.3

European Comission. European Opinion Research Group EEIG. «Health, Food and Alcohol and Safety». *Special Eurobarometer* 186 / *Wave* 59.0. En línea: http://ec. europa eu/pubic_opinion/archives/eb/eb59_rapport_finol_en.pdf [Consulta: 1 de enero de 2010]

Eyre H, R Kahn, RM Robertson, NG Clark, C Doyle, Y Hong, *et al.* «Preventing cancer, cardiovascular disease, and diabetes: a common agenda for the American Cancer Society, the American Diabetes Association, and the American Heart Association». *Circulation* 2004 Jun 29; 109(25): 3244-55.

Farran A. *Tabla de composición de los alimentos*. Barcelona: Universidad de Barcelona-CESNID; 2004.

Farshchi HR, MA Taylor, IA Macdonald. «Beneficial metabolic effects of regular meal frequency on dietary thermogenesis, insulin sensitivity, and fasting lipid profiles in healthy obese women». *Am J Clin Nutr.* 2005 Jan; 81(1): 16-24.

FESNAD. «Las "dietas milagro" no existen». En línea: http://www.fesnad.org/congresos/DNN_2008/dietas_milagro.htm [Consulta: 1 de enero de 2010]

Freedman MR, J King, E Kennedy. «Popular diets: a scientific review». *Obes Res* 2001; 9 Suppl 1: 1S-40S.

French MT, EC Norton, H Fang, JC Maclean. «Alcohol consumption and body weight». *Health Econ.* 2009 Jun 22

Gaesser GA. «Carbohydrate quantity and quality in relation to body mass index». *J Am Diet Assoc.* 2007 Oct; 107(10): 1768-80

Gargallo Fernández MA, MD Ballesteros Pomar. «Dietas heterodoxas». *Revista Española de Obesidad* 2008; 6(2): 75-87.

Gee M, L Kathleen Mahan, S Escott-Stump. «Control del peso». En: Kathleen Mahan L, Escott-Stump S, Eds. *Krause Dietoterapia*. 12.ª Edición. Barcelona: Elsevier Masson; 2009. Capítulo 21, páginas 531-562.

Geissler C, H Powers. *Human nutrition*. 11th Edition. The Nederlands: Elsevier; 2007

Gilden Tsai A, TA Wadden. «The evolution of very-low-calorie diets: an update and meta-analysis». *Obesity* (Silver Spring). 2006 Aug; 14(8): 1.283-93

Goff SL, JM Foody, S Inzucchi, D Katz, ST Mayne, HM Krumholz. «BRIEF REPORT: nutrition and weight loss information in a popular diet book: is it fact, fiction, or something in between»? *J Gen Intern Med.* 2006 Jul; 21(7): 769-74.

Hollis JF, CM Gullion, VJ Stevens, PJ Brantley, LJ Appel, JD Ard, et al. «Weight Loss Maintenance Trial Research Group. Weight loss during the intensive intervention phase of the weight-loss maintenance trial». *Am J Prev Med.* 2008 Aug; 35(2): 118-26.

Hooper L, RL Thompson, RA Harrison, CD Summerbell, AR Ness, HJ Moore, HV Worthington, PN Durrington, JP Higgins, NE Capps, RA Riemersma, SB Ebrahim, G Davey Smith. «Risks and benefits of omega 3 fats for mortality, cardiovascular disease, and cancer: systematic review». *BMJ.* 2006 Apr 1; 332(7544): 752-60.

Hunt DC, LK Johnson. «Calcium requirements: new estimations for men and women by cross-sectional statistical analyses of calcium balance data from metabolic studies». *Am J Clin Nutr.* 2007 Oct; 86 (4): 1.054-63.

Institute of Medicine. *Dietary reference intakes for Energy, Carbohydrate, Fiber, Fat, Fatty Acids, Cholesterol, Protein, and Amino Acids. Food and Nutrition Board.* Washington: National Academies Press; 2005.

Instituto Nacional de Estadística. «Tablas de mortalidad 1992-2005». En línea: http://www.ine.es/prensa/np472.pdf [Consulta: 1 de enero de 2010]

International Olympic Committee. «IOC consensus statement on sports nutrition 2003». *J Sports Sci.* 2004 Jan; 22(1): x.

Leterme P. «Recommendations by health organizations for pulse consumption». *Br J Nutr.* 2002 Dec; 88 Suppl 3: S239-42-94

Lizarraga MA, J Basulto. «Alimentación y deporte». En: Salas-Salvadó J, Bonada i Sanjaume A, Trallero Casañas R, Saló i Solà ME, Burgos Peláez R (Editores). *Nutrición y Dietética Clínica.* 2.ª ed. Barcelona: Elsevier Masson; 2008

Lleonart R, M Basagaña, JL Eseverri, V Gázquez, M Guilarte, O Luengo, et al. «Técnicas de diagnóstico no validadas en alergia alimentaria: declaración de postura de la Societat Catalana d'Al·lèrgia i Immunologia Clínica». *Act Diet.* 2008; 12: 76-80.

Manera M. «La Food and Drug Administration (FDA) alerta a los consumidores de la presencia de ingredientes farmacológicos en los complementos alimenticios para la pérdida de peso en Estados Unidos». *Act Diet.* 2009; 13: 43-4.

Martín Cerdeño VJ. «Evolución de los hábitos de compra y consumo en España 1987-2007, dos décadas del panel de consumo alimentario. 2007». Disponible en: http://www.aetc.es/aetc/axl/descargas/file/Documentos/Consumo/Evolucion%20consumo_1987_2007.pdf [Consulta: 1 de enero de 2010]

MELLEN PB, TF WALSH, DM HERRINGTON. «Whole grain intake and cardiovascular disease: a meta-analysis». *Nutr Metab Cardiovasc Dis.* 2008 May; 18(4): 283-90

Ministerio de Sanidad y Consumo. *Guía para la prevención de defectos congénitos.* Madrid: MSC; 2008

National Heart, Lung, and Blood Institute. *Clinical Guidelines on the Identification, Evaluation, and Treatment of Overweight and Obesity in Adults. The Evidence Report.* NIH publication 98-4083. Washington: NHLBI; 2000.

National Institutes of Health State-of-the-Science Panel. «National Institutes of Health State-of-the-Science Conference Statement: multivitamin/mineral supplements and chronic disease prevention». *Am J Clin Nutr.* 2007 Jan; 85(1):257S-264S

OCKE' MC, N LARRAÑAGA, S GRIONI, SW VAN DEN BERG, P FERRARI, S SALVINI, *et al.* «Energy intake and sources of energy intake in the European Prospective Investigation into Cancer and Nutrition». *Eur J Clin Nutr.* 2009 Nov; 63, Suppl 4: S53-15

ORTEGA ANTA RM, AM REQUEJO MARCOS. «Introducción a la nutrición clínica». En: Nutriguía, manual de nutrición clínica en atención primaria. Capítulo 9. Madrid: Editorial Complutense 2000.

ORTEGA RM, J ARANCETA, L SERRA-MAJEM, A ENTRALA, A GIL, MC MENA. «Nutritional risks in the Spanish population: results of the eVe study». *Eur J Clin Nutr.* 2003 Sep; 57 Suppl 1: S73-5

ORTEGA RM, AM LÓPEZ, AM REQUEJO, PA CARBAJALES. *La composición de los alimentos.* Madrid: Editorial Complutense; 2004.

PERA G, CA GONZÁLEZ, EPIC Group of Spain. «Consumo de suplementos vitamínicos en población adulta sana de cinco provincias de España». *Gac Sanit* 1999; 13: 326–327.

PITTLER MH, E ERNST. «Dietary supplements for body-weight reduction: a systematic review». *Am J Clin Nutr.* 2004 Apr; 79(4): 529-36.

REQUEJO MARCOS AM, RM Ortega Anta,. *Nutriguía, manual de nutrición clínica en atención primaria.* Madrid: Editorial Complutense; 2000.

REVENGA J. «Alimentos para diabéticos: ¿necesidad o marketing?». *Act Diet.* 2009; 13(03): 134-6

Rubio MA, J Salas, M Barbany, *et al.* «Consenso SEEDO 2007 para la evaluación del sobrepeso y la obesidad y el establecimiento de criterios de intervención terapéutica». *Rev Esp Obes* 2007; 5: 135-175.

Russolillo G, E Baladia, M Moñino, M Colomer, M García, J Basulto, *et al.* «Incorporación del dietista-nutricionista en el Sistema Nacional de Salud (SNS): Declaración de Postura de la Asociación Española de Dietistas-Nutricionistas (AEDN)». *Act Diet.* 2009; 13(02): 62-9

Salas-Salvadó J, J Fernández-Ballart, E Ros, MA Martínez-González, M Fitó, R Estruch, *et al.* «PREDIMED Study Investigators. Effect of a Mediterranean diet supplemented with nuts on metabolic syndrome status: one-year results of the PREDIMED randomized trial». *Arch Intern Med.* 2008 Dec 8; 168(22): 2.449-58

Scientific Committee on Food. «Scientific Panel on Dietetic Products, Nutrition and Allergies. Tolerable upper intake levels for vitamins and minerals. European Food Safety Authority, 2006». En línea: www.efsa-europa.eu/en/home/olosc/upper_level_opinions_jullport33. pdf [Consulta: 1 de enero de 2010]

Seagle HM, GW Strain, A Makris, RS Reeves; American Dietetic Association. «Position of the American Dietetic Association: weight management». *J Am Diet Assoc.* 2009 Feb; 109(2): 330-46

Segura R. «Alimentació i energia: la dictadura del metabolisme». En: Mariné A, Serra J, Vidal-Carou MC (coord.) *Saber popular i alimentació.* Barcelona: Universitat de Barcelona, Pòrtic; 2004.

Serra Majem Ll, J Aranceta Bartrina, editores. *Nutrición infantil y juvenil.* Barcelona: Masson; 2004.

Shang A, *et al.* «Are the clinical effects of homoeopathy placebo effects? Comparative study of placebo-controlled trials of homoeopathy and allopathy». *Lancet.* 2005 Aug 27-Sep 2; 366(9487): 726-32.

Shils ME (editor). *Modern Nutrition in Health and Disease.* 10th Edition. Philadelphia: Lippincott Williams & Wilkins; 2006.

St Jeor ST, BV Howard, TE Prewitt, V Bovee, T Bazzarre, RH Eckel; Nutrition Committee of the Council on Nutrition, Physical Activity, and Metabolism of the American Herat Association. «Dietary protein and weight reduction: a statement for healthcare professionals from the Nutrition Committee of the Council on Nutrition, Physical Activity, and Metabolism of the American Heart Association». *Circulation.* 2001 Oct 9; 104(15): 1.869-74.

STITZEL KF. «Position of the American Dietetic Association: the roles of registered dietitians and dietetic technicians, registered in health promotion and disease prevention». *J Am Diet Assoc* 2006 Nov; 106(11): 1.875-84

The International Olympic Committee Consensus on Sports Nutrition. *Food, nutrition and sports performance II*. New York: Roultledge, 2004.

TRICHOPOULOU A, T PSALTOPOULOU, P ORFANOS, CC HSIEH, Trichopoulos D. «Low-carbohydrate-high-protein diet and long-term survival in a general population cohort». *Eur J Clin Nutr.* 2007 May; 61(5): 575-81.

TSAI AG, TA WADDEN. «Systematic review: an evaluation of major commercial weight loss programs in the United States». *Ann Intern Med* 2005; 142: 56-66.

VAN DAM RM, JC SEIDELL. «Carbohydrate intake and obesity». *Eur J Clin Nutr.* 2007 Dec; 61 Suppl 1: S75-99 (Joint FAO WHO Scientific Update on Carbohydrates in Human Nutrition 2007)

VAN DUYN MA, E PIVONKA. «Overview of the health benefits of fruit and vegetable consumption for the dietetics professional: selected literature». *J Am Diet Assoc* 2000 Dec; 100(12): 1.511-21.

VARELA G, C NÚÑEZ, O MOREIRAS, F GRANDE-COVIÁN. «Dietas mágicas. Documento Técnico de Salud Pública, n.º 42». Dirección General de Salud Pública. Consejería de Sanidad y Servicios Sociales. Comunidad de Madrid; 1998. En línea: www.senba.es/recursos/pdf/dietas_magicasCM.pdf [Consulta: 1 de enero de 2010]

VARO JJ, MA MARTINEZ-GONZALEZ, J DE IRALA-ESTEVEZ, J KEARNEY, M GIBNEY, JA MARTINEZ. «Distribution and determinants of sedentary lifestyles in the European Union». *Int J Epidemiol* 2003 Feb; 32(1): 138-46.

WANSINK B; American Dietetic Association. «Position of the American Dietetic Association: food and nutrition misinformation». *J Am Diet Assoc.* 2006 Apr; 106(4): 601-7.

WILLETT WC. «The Mediterranean diet: science and practice». *Public Health Nutr* 2006 Feb; 9(1A): 105-10.

WILLIAMS MH. *Nutrición para la salud, condición física y deporte*, 7.ª ed. Mexico: McGraw Hill; 2006.

WILLIAMS MT, NG HORD. «The role of dietary factors in cancer prevention: beyond fruits and vegetables». *Nutr Clin Pract.* 2005 Aug; 20(4): 451-9

World Cancer Research Fund / American Institute for Cancer Research. *Food, Nutrition, Physical Activity, and the Prevention of Cancer: a Global Perspective*. Washington, DC: AICR, 2007

World Health Organization. *Report of a Joint WHO/FAO Expert Consultation on Diet, Nutrition and the Prevention of Chronic Diseases*. WHO Technical Report Series 916. Geneva: WHO; 2003.

World Health Organization. *The challenge of obesity in the WHO European Region and the strategies for response*. Geneva: WHO; 2007.

World Health Organization. *Vitamin and Mineral Requirements in Human Nutrition*. 2nd Ed. Bangkok: WHO; 2004

World Health Organization. *World Health Report 2002: Reducing Risks, Promoting Healthy Life*. Geneva: WHO; 2002.